Dr. Michael König

Der kleine
QUANTEN
TEMPEL

Selbstheilung mit der
modernen Physik

SCORPIO

Dieses Buch möchte eine Methode zur Selbstheilung und zur Entwicklung des eigenen Bewusstseins darstellen. Diese Methode können Sie stets nur in eigener Verantwortung anwenden. Das Buch ersetzt keine professionelle Behandlung bei ernsthaften Erkrankungen, und es sollte Sie nicht davon abhalten, notwendige Untersuchungen der konventionellen Medizin in Anspruch zu nehmen.

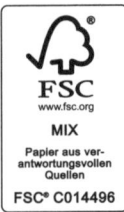

FSC
www.fsc.org
MIX
Papier aus ver-
antwortungsvollen
Quellen
FSC® C014496

2. Auflage 2011

© 2011 Scorpio Verlag GmbH & Co. KG, Berlin · München
Umschlaggestaltung und Motiv: David Hauptmann,
Hauptmann & Kompanie Werbeagentur, Zürich
Illustrationen im Innenteil: Gisela Rüger
Satz: BuchHaus Robert Gigler, München
Druck und Bindung: GGP Media GmbH, Pößneck

ISBN 978-3-942166-21-8
Alle Rechte vorbehalten.

www.scorpio-verlag.de

Für Daniel

INHALT

EIN BLICK IN
DEN QUANTENTEMPEL

Vielen Menschen geht es heute nicht mehr nur darum, ihre materiellen Bedürfnisse zu befriedigen, sondern sie verstehen ihr Leben auch als spirituelles Abenteuer. Ihnen sind Selbsterfahrung, Sinnfindung und spirituelle Weiterentwicklung – Transformation – zu Grundbedürfnissen geworden. Biophysikalisch bedeutet spirituelle Transformation, das menschliche Energiesystem anzufachen.

Jeder ist seines Glückes Schmied – Glück und Liebe als göttliche Ursubstanzen umgeben uns immerzu als ein allgegenwärtiges Quantenmeer und warten nur darauf, mit jedem Lebewesen in Resonanz zu kommen. Mit den Transformationsmethoden, die in den Kapiteln dieses Büchleins vorgestellt und beschrieben werden, kann jeder seine individuelle Glücksflamme hell aufbrennen lassen.

Ausgehend von den Erkenntnissen der Quanten- und Biophysik, besteht heute die Möglichkeit, Methoden der persönlichen Weiterentwicklung und der spirituellen Transformation losgelöst von weltanschaulicher »Verpackung« zu präsentieren und zu praktizieren. Denn die Einheit von Geist, Seele und Körper wird heute auch durch die Naturwissenschaften bestätigt; und die hier vorgestellten Methoden und Übungen sollen dabei helfen, das Glückspotenzial dieser Einheit in uns zu mobilisieren.

Durch ihre Anwendung kann jeder sich selbst und andere intensiver wahrnehmen, kennen- und lieben lernen. Sie helfen uns, unsere Biophotonen-»Lampen« einzuschalten, um alle Zimmer und Nischen unseres Seelenhauses mit wohliger Wärme und Licht zu durchfluten. Das einzige, was wir dafür brauchen, sind ein wenig Ruhe und Zeit für uns.

VON QUANTEN UND PHOTONEN – EINE KLEINE BEGRIFFSKLÄRUNG

Heilung durch Quanten ist »in« – Naturwissenschaft und Spiritualität »feiern Hochzeit«! Aber was sind eigentlich Quanten?

Alles, was wir sehen und anfassen können, besteht aus Atomen und Molekülen. Diese sind aus Elementarteilchen wie Protonen, Neutronen und Elektronen aufgebaut, die untereinander Photonen und Neutrinos austauschen (Neutrinos bezeichne ich allgemeiner als Eta-Teilchen, siehe dazu auch S. 78f.). In meiner Urwort-Theorie habe ich gezeigt, dass sich durch Kombinationen beziehungsweise Verwirbelungen von Eta-Teilchen die Photonen und die Elektronen beschreiben lassen.

Alle solche Elementarteilchen werden in der Physik allgemein als Quanten bezeichnet. Ein Quant (von lat. quantum = wie viel, wie groß) enthält eine bestimmte Portion Energie in Form von Masse, Rotation, Bewegung und Information.

Wo kommen Photonen her? Die Physiker haben herausgefunden, dass Photonen größtenteils von Elektronen abgestrahlt und empfangen werden. Sie sind in allen Atomen und Molekülen unseres Körpers vorhanden. Einige Theorien gehen davon aus, dass Elektronen eine Art Gedächtnis haben. In ihrer inneren Raumzeit speichern sie Begegnungen und Austauschprozesse mit anderen Quanten in Form von Lichtmustern ab. Das sind bestimmte Anordnungen von Photonen. Durch ihre inneren Lichtmuster bestimmen die Elektronen die Qualität der von ihnen abgestrahlten Photonen, die sie mit anderen Elektronen austauschen.

In logischer Konsequenz daraus können Vorgänge wie Emotionen und Gedanken und andere Bewusstseinszustände durch die Beschaffenheit der Quantenfelder in unserem Körper beschrieben werden. Die gegenseitige Anordnung der Atome und Moleküle zueinander sowie ihr Energiezustand bestimmen nicht nur die äußere Form und Gestalt unseres Körpers, sondern auch die Qualität unseres Bewusstseins. Dabei spielt die innere Ordnung – die Kohärenz – der Quantenfelder eine entscheidende Rolle.

Man weiß jetzt, dass Vitalität, Lebensqualität und Bewusstheit von der Menge und Qualität der Photonen in unserem Körper abhängen. Photonen sind kleine Portionen der elektromagnetischen Strahlung, dazu gehören die Photonen der sichtbaren Lichtstrahlung, die wir mit unseren Augen sehen können, genauso wie die energiereicheren UV-Photonen sowie Röntgen- und Gammaquanten von sehr hoher Energie, und die energieärmeren Photonen der Wärmestrahlung und langwelligerer Strahlen.

Die Photonen in biologischen Organismen werden auch als Biophotonen bezeichnet. Sie bewegen sich zwischen den Atomen und Molekülen unseres Körpers hin und her und steuern dabei in den Zellen die Stoffwechselvorgänge in unserem Körper. Ihre Energie kann aber auch in Atomen und Molekülen gespeichert werden. Wenn dies in unseren Zellen geschieht, können die Elektronen in den Atomhüllen dadurch frei und beweglich werden. So entsteht Bioplasma in unserem Körper – ein Gemisch aus freien, elektrisch negativ geladenen Elektronen und positiv geladenen Restatomen.

UNSER KÖRPER IST DER QUANTENTEMPEL

Er besteht aus Billionen von Zellen, zum Beispiel aus Haut-, Muskel-, Knochen-, Blut- und Nervenzellen. Diese bilden unsere Organe und Körperstrukturen: Kopf, Ober- und Unterkörper, Arme und Beine, Hände und Füße. Die Photonen spielen eine ganz bedeutende Rolle dabei, dass unser Organismus funktioniert und das ganze System reibungslos zusammenwirkt. So werden ständig Billionen mal Billionen Photonen in und zwischen unseren Zellen ausgetauscht, um Stoffwechsel- und Wachstumsvorgänge zu steuern.

In jeder Zelle werden die von außen zugeführten Stoffe wie Zucker, Fette und Eiweiße weiterverarbeitet, um daraus zum Beispiel bestimmte Eiweißmoleküle zusammenzubauen, die wie kleine Roboter wieder andere Moleküle erschaffen. Es herrscht in unserem Körper ein ständiges Fließen und Sichverbinden von verschiedenen Stoffen, alles gesteuert von einem hochkohärenten Photonenfeld.

Dies alles funktioniert, ohne dass wir es bewusst steuern. Unser Körper meldet uns, dass er Flüssigkeit und Nahrung braucht oder etwas ausscheiden will. So weit, so gut. Aber: Weit über diese vegetativen Grundfunktionen hinaus stehen wir ja in Bezug zu unserem Körper. Aber wer oder was sind wir?

Nun, wir sind unser Körper und wir sind das, was wir in unserem Körper empfinden – Freude oder Schmerz, Liebe oder Ärger, Traurigkeit oder Wut oder – Glück.

Wir wissen heute, dass bestimmte chemische Bedingungen mit unseren Gefühlen zusammenhängen. Wenn wir sagen »Ich bin sauer«, dann ist das eine Umschreibung eines Gefühls von Ärger und Wut, aber auch chemisch betrachtet sind wir dann sauer, im Sinne eines Säureüberschusses – es herrscht ein Mangel an Elektronen. Wenn wir uns freuen und glücklich sind, ist ein Anteil bestimmter Moleküle in unserem Körper präsent – die Endorphine. All diese Moleküle korrespondieren auch mit bestimmten Photonenfeldern in unserem Körper. Biophotonen erzeugen freie Elektronen und umgekehrt.

Sind wir glücklich, so sind freie Elektronen in ausreichender Zahl in unserem Körper vorhanden. Sie sorgen für ein starkes steuerndes Photonenfeld in unseren Zellen. Es scheint, als ob jemand in uns eine wohlig strahlende Kerze angezündet oder sogar das Flutlicht eingeschaltet hätte – unser Körper verfügt dann über eine hohe Biophotonenkonzentration. Wenn die Photonen dabei hoch geordnet, also kohärent sind, bleiben sie über eine längere Zeit gebündelt wie bei einem Laserstrahl. Dann bleibt uns dieser Glückszustand lange erhalten. Aber wenn der Ordnungsgrad des Photonenfeldes nicht sehr hoch ist, sind viele Photonen inkohärent. In der Folge ist das Glück nur ein Strohfeuer und nicht von Dauer. Die Photonen fächern dann wie beim

Lichtstrahl einer gewöhnlichen Taschenlampe auseinander und zerstreuen sich.

Wenn wir unser Glück schmieden wollen, brauchen wir also viele kohärente Photonen – das schafft Ordnung und Harmonie und eine hohe Biophotonenkonzentration.

Sind wir unglücklich oder sauer, so herrscht ein Mangel an Elektronen in unserem Körper. Die Elektronen sind ja diejenigen Quanten, die diese Photonenfelder in unserem Körper aufbauen. Bei einem Elektronenmangel wird es buchstäblich finsterer in uns, dunkle Gefühle bedeuten die Abwesenheit von Licht, ein schwaches Photonenfeld.

DIE ENTWICKLUNG VON BEWUSSTHEIT

Ein schwaches Photonenfeld geht einher mit einem Zustand der Unbewusstheit. Wenn wir unbewusst sind, haben wir keine Möglichkeit, unsere Gefühle zu reflektieren. Unsere Gefühle schreiben uns dann vor, was wir zu tun und zu lassen haben. Ob wir gerade glücklich sind, hängt dann nicht von unserer Entscheidung, sondern von den äußeren Umständen ab. Es ist so, als würden wir in einem Haus leben, wo jemand mehr oder weniger wahllos mal hier, mal da das Licht ein- und ausschaltet. Im Extrem werden wir so zwischen Gefühlen von himmelhochjauchzend und zu Tode betrübt gebeutelt.

Ein kleines Kind weint oder schreit auf der Stelle, wenn ihm etwas nicht passt. Im nächsten Moment kann es wieder lachen, wenn der Spaßpegel erneut einen bestimmten Schwellenwert überschritten hat. Das Kind ist noch sehr unbewusst und in seiner Gefühlswelt von den Eltern abhängig. Viele Menschen überwinden diese Abhängigkeit nicht durch persönliche Reife und Bewusstseinsentwicklung. So sind ihre Beziehungen zu anderen oft von Erwartungen geprägt – dem Nährboden für Besitzansprüche und Eifersucht.

Wir sind eigentlich alle dafür geschaffen, Glück und Liebe im Überfluss zu erfahren, aus uns selbst heraus, ohne mentale und emotionale Abhängigkeit von anderen Menschen. Solche Abhängigkeit mindert die Lebensqualität und die Fähigkeit, tiefe Erfüllung zu empfinden. Der Schlüssel zur Befreiung ist, Bewusstheit zu entwickeln, um alte Muster zu lösen und sich von glückshemmenden Konditionierungen und Haltungen zu verabschieden.

In Unkenntnis besserer Alternativen gehen die meisten Menschen im Laufe ihres Lebens dazu über, ihre Gefühle zu unterdrücken, um mit dem Verstand und seinen Gedanken die mentale Kontrolle über ihr Leben zu übernehmen. Der Haken an der Sache ist jedoch, dass sie sich damit nicht nur vom möglichen Glücksstrom abschneiden, sondern auch unentwegt damit beschäftigt sind, mit ihren Gedanken alles zu kontrollieren.

DIE MACHT UNSERER GEDANKEN

Auch die Gedanken korrespondieren mit Photonen. Diese haben eine höhere Frequenz als die Photonenfelder der Gefühle, und deshalb können Gedanken die Gefühle dominieren. Und wenn wir denken, dass wir denken, dann denken unsere Elektronen. Wenn die Elektronen sich einmal angewöhnt haben, etwas zu denken, dann tun sie es unentwegt und immerzu. Unser Denken ist also sehr beharrlich. Denkprozesse und überhaupt alle mentalen Vorgänge in unserem Gehirn können mit Photonenfeldern beschrieben werden, die von den Elektronen in den Atomen und Molekülen unseres Gehirns ausgetauscht werden.

Gedanken haben eine nicht zu unterschätzende Kraft. Mit unseren Gedanken schaffen wir das Umfeld, in dem wir leben – ja, wir manifestieren mit unseren Gedanken unsere Wirklichkeit. Alle Dinge, die wir Menschen geschaffen haben, ob Kunstwerke, Werkzeuge oder technische Maschinen, sind als Materie manifestierte Produkte unserer Gedanken. Ihnen wohnt ganz erhebliche Schöpfungskraft inne. Mit unseren Gedanken begründen und ergründen wir unsere Welt, sammeln und ordnen Erfahrungen, wir reflektieren und analysieren.

Wenn wir uns bewusst dafür entscheiden, eine lebensbejahende, positive Haltung einzunehmen und positiven Gedanken den Vorzug zu geben, sind wir optimistisch. Wir sind dann auch kreativ genug, um uns immer wieder Situationen zu schaffen, in denen wir etwas erleben, was uns beglückt und uns und anderen Freude bereitet. Das ist schon mal eine gute Voraussetzung für etwas noch Besseres – den Zustand reinen Bewusstseins ohne Gedanken, mit dem wir uns gleich noch näher beschäftigen werden.

Oft hängen die Gedanken mit unseren Gefühlen zusammen. Oder die Gedanken dominieren uns so sehr, dass wir gar nicht merken, was wir eigentlich fühlen. Unsere Gedanken bewahren uns so vor allzu heftigen emotionalen Schwankungen, aber die Intensität unserer Empfindungsfähigkeit wird dadurch eingeschränkt.

Im Zustand permanenter Kontrolle durch den Verstand leben die meisten sogenannten Erwachsenen. Der Verstand baut auf Wissen und Erfahrung auf. Aber er grenzt auch neue Erfahrung und Erlebnisfähigkeit aus.

Gedanken kristallisieren zu mentalen Haltungen: Ansichten, Weltanschauungen, Dogmen, Überzeugungen, Wissen. Ideen können zu Ideologien werden, denen der Wille innewohnt, sich zu manifestieren. Wenn wir von bestimmten Gedanken besessen sind, werden wir dogmatisch und rechthaberisch. Gehen wir unbewusst mit unseren mentalen Kräften um, so sind wir leicht manipulierbar.

Gedanken, so positiv sie auch sein mögen, produzieren noch keine Glückshormone. Dazu reicht die Frequenz der Gedankenphotonen noch nicht aus. Und in ihren Gedanken sind die Menschen in sich selbst beschränkt. Normalerweise ist es jedenfalls so, dass wir mit unseren eigenen Gedanken isoliert von allen anderen Menschen sind. Um andere an unseren Gedanken teilhaben zu lassen, müssen wir entweder sprechen oder schreiben.

Zwischen manchen Menschen, besonders wenn sie miteinander vertraut sind, gibt es jedoch so etwas wie Gedankenübertragung – sie haben oft gleichzeitig den gleichen Gedanken. Das ist keine Einbildung, sondern der Austausch zwischen zwei Photonenfeldern. So seltsam erscheint ein solcher Vorgang heute nicht mehr – es wundert sich ja auch niemand mehr, wie Handys, Radio und Fernsehen funktionieren können.

DAS GLÜCK JENSEITS DER GEDANKEN UND GEFÜHLE

Ist das schon alles, was wir sind? Körper, Erinnerungen, Erwartungen, Erfahrungen, Gefühle, Gedankenstrom, Gedankengebäude, Wissen?

Wir sind zu noch mehr fähig, als zu denken und zu fühlen. Wenn wir lernen, in einen Zustand ohne Gedanken und Gefühle einzutauchen, dann erfahren wir uns als reines Bewusstsein. In diesem Zustand sind wir glücklich, und die Meditierer und Mystiker aller Zeiten haben erkannt: Bewusstsein ist immer **jetzt**. Eine sprudelnde Kraft, die wir zwischen unseren Gedanken entdecken können.

Reines Bewusstsein besteht aus Photonen höchster Frequenz. Sie durchdringen alles, sie sind überall, und sie sind frei. Nichts kann sie hindern oder aufhalten. Wenn das Photonenfeld unseres Körpers mit diesen Bewusstseinsphotonen in Resonanz kommt, dann empfinden wir ungetrübtes Glück – einen starken und lebendigen Energiestrom in uns. Wir sind dann selbst dieses Glück. Meditation ist ein Weg zu der Erfahrung, dass sich dieser Glückszustand in uns manifestiert und Beständigkeit gewinnt – und dieses Glück ist grenzenlos.

Wir werden uns und allen Menschen in Liebe begegnen, denn Glück ist Liebe. Wir entscheiden selbst, ob wir uns bestimmten Gedankengängen hingeben wollen oder nicht. Wir sind nicht mehr die Sklaven unserer Gedanken, sondern unser Verstand wird zu einem nützlichen Werkzeug, dessen wir uns bedienen, wann wir wollen und wenn wir es brauchen. Und immer, wenn wir innehalten in unseren Gedanken, dann sind wir reines Bewusstsein, und ein Glücksstrom aus Biophotonen durchflutet unseren Körper vom Scheitel bis zur Sohle wie ein Wasserfall. Unser Körper, unsere Seele und unser Geist werden so zu einem lichtdurchfluteten Quantentempel.

Und wenn wir diesen Glücksstrom weiter wachsen lassen, dann entfachen wir unter unserem Scheitel eine starke Lichtflamme aus Biophotonen, die uns erleuchtet. Das ist unsere wahre Natur – ein gleißendes, fortwährendes Feuerwerk der Liebe und des Glücks. Wollen Sie das? Darum geht es in diesem Büchlein. Überlegen Sie es sich gut. Noch können Sie es zur Seite legen. Wer die nächste Zeile überschreitet, für den gibt es kein Zurück mehr.

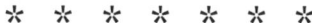

Um diese Glücksflamme zu entzünden, sind verschiedene Transformationsschritte erforderlich, die sowohl auf körperlicher als auch auf seelischer und geistiger Ebene ansetzen. Um zu diesem Ziel zu gelangen, wäre es nicht sinnvoll, nur bestimmte Körperübungen zu absolvieren oder ausschließlich Atemübungen durchzuführen, sich zunächst in stiller Meditation zu üben oder nur zu beten. Wir brauchen von allem etwas, die richtige Mischung. Daher werden wir uns mit den verschiedenen Aspekten eines Transformationsprozesses befassen.

DIE »STEINE« AUF DEM WEG ZUM REINEN BEWUSSTSEIN

Was steht uns denn eigentlich im Weg, um diesen wunderbaren Zustand sofort einnehmen zu können? Unangenehme Erfahrungen führen zu einem disharmonischen Austausch von Photonen zwischen unseren

18

Körperelektronen. Dadurch wird die Konzentration des Biophotonenfelds in unserem Körper abgesenkt. Traumatische Erfahrungen führen zu Blockierungen, zu Störungen des freien Energieflusses innerhalb unseres körpereigenen Biophotonenfelds. Es verliert an Kohärenz, an Bündelung und Ordnung. Dadurch geht uns Lebensenergie in Form von Biophotonen verloren. Die Leistungsfähigkeit und Lebensfreude werden geringer, und die Krankheitsanfälligkeit nimmt zu.

Durch Erlebnisse, die nicht bewusst verarbeitet, sondern verdrängt wurden, kommt es im Laufe des Lebens zwangsläufig zu allerlei Prägungen und Konditionierungen, die einen Menschen in seiner Lebensqualität beeinträchtigen können. Jedes Erlebnis, ob angenehm oder unangenehm, wird durch den Austausch von Energie und Information auf unsere Einheit aus Körper, Seele und Geist in Form von Photonen übertragen.

Alles, was wir jemals erlebt und erfahren haben, ist in unseren Elektronen gespeichert. Es existieren in uns auch Photonenfelder, die einen Körperbereich, der von einem traumatischen Erlebnis betroffen ist, energetisch und informell vom Rest des Körpers mehr oder weniger abschirmen. Solche Photonenfelder nehmen wir in Form von Angst wahr. Wenn wir den Mut haben, uns unseren Ängsten zu stellen, können wir diese traumatischen Erfahrungen bewusst verarbeiten und die damit verbundenen Schmerzen und Störfelder auflösen.

WO DIE ANGST IST, DA GEHT ES LANG

Der Ablauf der bewussten Verarbeitung eines Traumas beinhaltet die Erinnerung an das Geschehene und die

Umwandlung disharmonischer Photonenfelder in harmonische. Das genau ist Transformation. Mit jedem Trauma, das wir bewusst verarbeitet haben, reflektieren wir die Erfahrung und lösen damit verbundene negative emotionale und mentale Konditionierungen auf. Jeder Transformationsschritt führt somit zu einer Erhöhung unserer Biophotonenkonzentration und damit zu einer Steigerung unserer Vitalität und Lebensfreude.

Es ist auch ein Lernprozess – wir wollen uns kennenlernen, durch Aufmerksamkeit, durch genaue Beobachtung unserer Schmerzen, Gefühle und Gedanken. Wir wollen einfach nur da sein, wo wir gerade sind, und alles, was zählt, ist immer der Moment, der jetzt eben ist – die Gegenwart. Genau hier und genau jetzt werden wir alles finden, was uns glücklich macht, nicht im Gestern, dem wir womöglich nachweinen, und auch nicht im Morgen, auf das wir vielleicht irgendwelche Hoffnungen projizieren. Das Glück wartet nicht auf uns, es ist immer da, in uns – wir sind dieses Glück. Wenn all unsere Unruhe und all unsere Gedanken sich verflüchtigt haben, dann macht sich dieses Glück in uns breit.

METHODEN ZUR TRANSFORMATION

Im Folgenden werden effektive Methoden vorgestellt, mit denen wir die Biophotonenkonzentration in unserem Körper erhöhen und die uns helfen, gegenüber unseren Gefühlen und Gedanken die Position eines unbeteiligten Beobachters einzunehmen. Dadurch können wir einen höheren Bewusstseinszustand erreichen, damit sich das Glück in uns entfalten kann.

Ich habe einige dieser Methoden seit meiner Jugend selbst angewendet, und als ich Mitte der 1980er-Jahre begann, sie in spirituellen Workshops anderen Menschen zu vermitteln, habe ich sie weiterentwickelt.

Zum Teil sind sie aus traditionellen Methoden hergeleitet, die mir bei meiner eigenen Transformation behilflich waren. Sie wurden von mir behutsam für den »modernen« westlichen Zivilisationsmenschen zugeschnitten. Manche Methoden habe ich auch selbst eingeführt, weil ich sie als besonders wirksam erlebt habe, wie zum Beispiel das Schütteln. Einige wurden im Laufe der zurückliegenden Jahre auch immer weiter verfeinert oder sind erst später hinzugekommen. Neu sind meine in den Kapiteln drei und vier erstmals vorgestellte Quantenmeditationen sowie die Einpunktmethode und Nullpunktmethode der Quantenheilung, die noch einfacher und effektiver funktionieren als die von anderen Autoren vorgestellte Zweipunktmethode.

Die meisten der in diesem Buch beschriebenen Transformationsmethoden – egal, ob körperorientierte Übungen, Atemübungen oder Meditationen – kann man allein, zu zweit oder in der Gruppe ausüben. Mit mehreren macht es natürlich erst recht Spaß. Der Erfahrungsaustausch ist dabei ja auch wichtig. Aber es geht natürlich nicht um unterhaltsame Geselligkeit, sondern wir wollen einen tiefen Zugang zu uns selbst bekommen, und die spirituelle Transformation fordert unsere ganze Aufmerksamkeit.

Suchen wir uns einen Platz, wo wir ungestört sind und wo wir nicht abgelenkt werden. Es sollte ein Raum mit einer klaren Atmosphäre sein.

1. ATEMÜBUNGEN

ÜBER DAS ATMEN

Das Atmen spielt bei unserer Transformation, also bei der Umwandlung und Steigerung unserer elektromagnetischen Energie, eine ganz bedeutende Rolle. Kaum eine Funktion unseres Körpers verbinden wir so sehr mit Lebendigkeit wie das Atmen. Ohne die Atmung würde unser Körper sehr schnell aufhören zu funktionieren.

Haben wir nicht alle als Kinder ausprobiert, wer den Atem am längsten anhalten kann? Mit etwas Übung haben wir es vielleicht eine knappe Minute lang geschafft, den Atem anzuhalten, aber dann überwältigte uns der Reflex, und wir waren gezwungen, unseren Mund zu öffnen und ein paar heftige Atemzüge zu nehmen. Trainierte Extremsportler, nämlich die Apnoe-Taucher, schaffen es, den Atem länger als zehn Minuten anzuhalten und ohne Atemgerät bis in Wassertiefen von mehr als hundert Metern vorzustoßen.

Manche Sadhus in Indien sollen es sogar geschafft haben, noch viel längere Zeit ohne Atmung auszukommen. Manche von ihnen ließen sich sogar unter der Erde eingraben. Sie fallen vermutlich in einen Zustand von Körperstarre, aus dem sie sich wieder lösen, wenn sie ans Tageslicht zurückgeholt werden. Dass gewisse Tierarten für längere Zeit in ein ähnliches Stadium, die Schreckstarre, fallen können, ist bereits naturwissenschaftlich bewiesen.

Der Großteil der Menschen atmet meistens unbewusst und schenkt diesem Vorgang keine Aufmerksamkeit. Das ist auch nicht verwunderlich, denn die Atmung wird wie der Herzschlag über das vegetative Nervensystem gesteuert und sie bedarf grundsätzlich keiner bewussten Willenshandlung wie eine gezielte Bewegung. Dennoch ist es uns möglich, die Funktion des Ein- und Ausatmens auch bewusst zu steuern, und das ist, wie wir im Folgenden sehen werden, auch gut so.

Es ist noch eine weitverbreitete Meinung, dass die Atmung im Wesentlichen nur dazu dient, beim Einatmen den Körper mit Sauerstoff zu versorgen und beim Ausatmen Kohlendioxid auszuscheiden. Das ist natürlich richtig, aber neben dem molekularen Stoffwechsel, dem Gasaustausch, nehmen wir über die Atmung auch Bioplasma (wie bereits beschrieben: elektromagnetische Energie in Form von Photonen) in unseren Körper auf.

Wir kennen das als frische Luft. Jeder Arzt wird einem blassen Stubenhocker den Rat geben: »Gehen Sie mehr an die frische Luft. Das tut Ihnen gut!« Aber was ist denn so frisch an ihr? Ich könnte mir in einer unbeheizten Wohnung mit geschlossenen Fenstern auch eine Sauerstoffflasche aufstellen und so viel Sauerstoff nachliefern, wie ich durch mein Atmen verbrauche, um den Sauerstoffgehalt der Raumluft konstant zu halten. Zusätzlich müsste ich mit einer geeigneten Apparatur das Kohlendioxid entfernen, so ähnlich, wie es die Astronauten in ihren Raumkapseln machen. Dann hätte ich doch auch jede Menge »frische Luft«!

Aber das ist noch lange nicht dasselbe wie die frische Luft, die wir draußen unter freiem Himmel vorfinden. Dort ist sie nämlich mit Photonen angereichert, die zwischen den Luftmolekülen ständig ausgetauscht werden und dadurch einen Plasmazustand (energetisch angeregter Gaszustand) hervorrufen: das Bioplasma. Wer nach einem schönen Sommertag in der Dämmerung Laubbäume aufmerksam betrachtet, kann sich das Flirren und Flimmern der Biophotonen, mit denen sich die Blätter der Bäume tagsüber aufgeladen haben, beobachten.

Draußen in Freien sind Photonen mit niedrigen und hohen Energieportionen vorhanden, weil insbesondere die Sonne die Moleküle der Atmosphäre ständig mit Photonen anreichert. Das ist Lichtnahrung, die unser Körper braucht und die wir durch die Atmung in uns aufnehmen. Schon in den alten Kulturen war dieser Umstand bekannt und wurde nur verschiedenartig benannt – die Inder nannten es zum Beispiel Prana. Dies ist eine Bezeichnung für ein und dieselbe Energieform, von der wir heute wissen, dass es die in Form von Bioplasma in der Luft gespeicherten Photonen sind.

Atmen als Weg zur Transformation

Für unsere Transformation spielt die Atmung daher eine ganze bedeutende Rolle, denn wir wollen unseren Körper ja mit einer höheren Konzentration von Biophotonen anreichern, damit wir lebendiger, bewusster und glücklicher werden.

Da unser Bewusstsein unmittelbar mit der Konzentration der Biophotonen zusammenhängt, können wir uns auch darin üben, die eingeatmete Biophotonenenergie willentlich zu einer bestimmten Körperregion hinzulenken. Das kann tatsächlich bewirken, dass sich Bioplasma zur gewünschten Stelle unseres Körpers hinbewegt.

Daher ist dieser bewusst geführte Atem mit der darin enthaltenen Biophotonenenergie bei allen Transformationsübungen außerordentlich wichtig und hilfreich.

Genauso relevant ist das bewusste Ausatmen. Dabei können wir uns vorstellen, dass wir alle unangenehmen Gefühle und negativen Gedanken mit dem Atemstrom fortsenden. Das ist letztendlich nichts anderes, als praktisch angewandte Quantenphysik, weil Gefühle und Gedanken bestimmte elektromagnetische Felder bzw. Photonen darstellen. Diese Atemmethode ist schon uralt und wird von den indischen Yogis seit Jahrtausenden praktiziert.

Zur Übungsausführung

Für die Atemübungen, die wir jetzt kennenlernen, ist es gut, wenn wir nicht unterbrochen werden und möglichst keine störenden Geräusche von außen auf uns einwirken. Ebenso wichtig ist es, dass wir dabei unsere Augen schließen, denn wenn wir im Alltagszustand unseres Bewusstseins sind, lassen wir uns immer wieder durch den Anblick unserer Umgebung ablenken.

Bei den Übungen wollen wir aber lernen, dem, was in uns selbst geschieht, die ganze Aufmerksamkeit zu schenken. Wir wollen uns dabei besser kennenlernen: unseren Körper, unsere Gefühle und unsere Gedanken und hinter alldem natürlich unseren glücklichen Urzustand entdecken.

Grundsätzlich sollten wir entweder durch die Nase

ein- und ausatmen oder durch die Nase ein- und durch den Mund ausatmen. Die Nase mit ihren Nebenhöhlen ist nicht nur zum Riechen da, sondern die einströmende Luft wird hier erstens bereits erwärmt, und zweitens wird ein Teil des in der Luft enthaltenen Bioplasmas bereits über die Schleimhäute der Nasenhöhlen von unserem Körper aufgenommen.

Wenn wir erkältet sind, können und müssen wir von dieser Regel natürlich eine Ausnahme machen. Falls unsere Nase durch einen Schnupfen verstopft ist, sollten wir aber darauf achten, dass wir keine zu eisige Luft über den Mund einatmen, da sonst eine Erkältung auch auf die Lunge übergreifen kann.

Und hier noch ein wichtiger Hinweis: Wenn wir unsere Übungen in einem Innenraum machen, sorgen wir vorher für frische Luft. Wir lüften vor all unseren Übungen grundsätzlich immer den Raum gut durch.

ÜBUNGEN FÜR BEWUSSTES ATMEN

Harmonisches Ein- und Ausatmen

Die Ausgangshaltung: Wir setzen uns möglichst gerade auf einen nicht zu weichen Stuhl. Die Schultern ziehen wir ganz leicht nach hinten – ohne große Spannung, sodass unser Kopf nicht wie ein Kranausleger vor unserer Brust, sondern über unserer Brust ruht. Fällen wir ein Lot von unserer Kinnspitze senkrecht nach unten, so berührt das Lot die Brust im Bereich der Thymusdrüse. Das ist bei Männern der Ort genau zwischen den Brustwarzen, bei Frauen ist dies die Kuhle zwischen den beiden Brüsten. Die Oberarme hängen seitlich am

Körper senkrecht herab, und die Unterarme und Hände ruhen waagerecht auf unseren Oberschenkeln.

Anfangs ist diese Haltung angenehmer, wenn wir uns mit der gerade aufgerichteten Wirbelsäule an den Stuhlrücken anlehnen und anschmiegen können. Später können wir diese Haltung entspannt auf einem Hocker ohne Lehne einnehmen – aber das ist im Moment nicht so wichtig. Wir entspannen unseren Brust- und Bauchraum.

Das Atemintervall: Wir schließen (möglichst) die Augen. Nun beginnen wir langsam, tief ein- und auszuatmen. Hierzu ein kleiner Trick: Erst mal ganz tief ausatmen und dann mit dem Einatmen anfangen. Für jede Sequenz lassen wir uns jeweils etwa zehn Sekunden Zeit, also insgesamt 20 Sekunden. Wir konzentrieren uns zunächst nur auf das Ein- und Ausatmen und versuchen, die Luft gerade so schnell ein- und ausströmen zu lassen, um die Zeit von etwa 20 Sekunden für einen Atemzyklus einzuhalten. Wenn wir zu schnell ein- oder ausatmen, können wir das Zeitintervall nicht einhalten. Ganz ruhig und harmonisch atmen wir ein und aus, völlig symmetrisch.

Die Zwerchfellatmung: Wenn wir einen harmonischen Atemrhythmus gefunden haben, beobachten wir, wo wir eigentlich hinatmen. Heben und senken wir beim Einatmen nur die Brust, oder wölbt sich der Bauch nach vorn und kommt beim Ausatmen wieder zurück, so, wie es bei der Zwerchfellatmung geschieht? Viele Menschen, die in ihrem Bauch noch unangenehme Gefühle verdrängt haben, sind Brust- oder sogenannte Flachatmer, denen es sicher auch schwerfällt, den Atemrhythmus auf 20 Sekunden auszudehnen. Wenn wir uns als solche ertappt haben, wollen wir nun bewusst üben, in den Bauch hineinzuatmen. Wir sollten uns diese Zwerchfell-atmung angewöhnen, weil sie uns wesentlich effektiver mit Sauerstoff und Bioplasma versorgt als die Flachat-mung. Außerdem kann sich unsere Lunge auch nach un-ten besser ausdehnen und pro Atemzug mehr Luft aus-tauschen. So werden wir lebendiger.

Den Zyklus verlängern: Nachdem wir uns auf die Zwerchfellatmung eingestellt haben, versuchen wir, einen Atemzyklus auf insgesamt 30 Sekunden auszu-dehnen. Wir erreichen dies, indem wir nicht nur nach unten in das Zwerchfell atmen und dabei unseren Bauch wölben, sondern auch unseren Brustkorb ganz bewusst bei jedem Einatmen wölben und so das volle Volumen erreichen.

Diese Übung sollte etwa zehn Minuten lang durchge-führt werden – wenn wir wollen, auch ein paar Minuten länger. Wir sollten sie einige Tage lang wiederholen, um uns anzugewöhnen, möglichst unser ganzes Lungen-volumen zu nutzen.

Auch im Alltag sollten wir unseren Atem immer mal wieder bewusst beobachten. Wenn uns irgendetwas auf-regt, ist es sehr hilfreich, tief und ruhig durchzuatmen. Das schafft eine bewusste Verbindung nach außen mit dem Weltganzen und lässt sich wunderbar in der Natur, im Garten oder wo immer wir uns wohlfühlen machen.

Die Atemenergie lenken

Die Ausgangshaltung: Wir nehmen die gleiche Hal-tung ein, wie zu Beginn der vorangegangenen Übung beschrieben ist. Dann bringen wir unseren Atemzyklus wieder auf ca. 30 Sekunden und atmen tief und ruhig ein und aus.

Den Atem lenken: In dieser Übung wollen wir lernen, nicht nur auf unseren Atem zu achten, sondern auch unsere Gefühle und Gedanken zu beobachten. Wenn wir ein unangenehmes Gefühl wahrnehmen, versuchen wir, es in unserem Körper zu lokalisieren. Vielleicht ist es ein Unwohlsein im Magen, im Bauch, in der Brust oder wo auch immer. Wir stellen uns dann vor, dass wir beim Einatmen Glücksenergie in uns aufnehmen und diese zu der Stelle lenken, an der wir uns unwohlfühlen. Beim Ausatmen stellen wir uns vor, dass das Unbehagen unseren Körper verlässt; beim nächsten Einatmen holen wir uns wieder eine neue Portion Glück und so weiter, und so weiter.

Vielleicht quält uns auch irgendein Ärger oder ein negativer Gedanke. Das passiert natürlich im Kopf, und wir können uns vorstellen, dass die eingeatmete Glücksenergie in den Kopf fließt, die schlechten Gedanken umspült und diese beim Ausatmen das Weite suchen. Lassen wir einfach das Glück in uns einkehren.

Auch diese Übung können wir zehn Minuten oder so lange, wie wir Lust haben, machen.

ENTSPANNEN UND LOSLASSEN

Durch den Stress des Alltags, sei es im Beruf, in der Schule, in der Familie oder in der Beziehung, haben sich viele Menschen angewöhnt, negative Erfahrungen, erlittene seelische Verletzungen und die damit verbundenen Gefühle zu verdrängen. Die Folge sind Verspannungen im Muskel- und Bindegewebe. Auch Fehlhaltungen beim Sitzen oder auch im Stehen führen durch Ungleichgewichte zu chronischen Verspannungen in allen Bereichen des Körpers. All dies bewirkt Blockierungen im Energiefluss des Bioplasmas und mindert unser Wohlbefinden, unsere Vitalität und unsere Lebensqualität.

Oft sind die Menschen sich gar nicht bewusst, wie angespannt sie sind. Fühlen wir zum Beispiel im Nacken und an der Schultermuskulatur nach, so stellen viele von uns wahrscheinlich eine stärkere Verspannung oder chronische Anspannung fest. Oft genügt schon ein kleiner Druck auf einen Muskel, um einen Schmerz auszulösen. Durch die permanente Anspannung wird das Muskelgewebe übersäuert. Der damit einhergehende Elektronenmangel verhindert dort eine hohe Bioplasmakonzentration, und das saure chemische Milieu sorgt für zusätzliche Probleme in Form von Ablagerungen. Das kostet unseren Körper zusätzliche Lebensenergie.

Da wir uns von solchen Belastungen durch Transformation befreien wollen, ist es also ganz wichtig, auch zu lernen, wie man sich entspannt. Wer einmal eine schnurrende Hauskatze in den Arm genommen hat, ist überrascht, wie entspannt ein solches Tier ist, wenn es sich wohlfühlt. Hebt man eine Pfote an, fällt diese beim Loslassen wie ein Stein herab.

Entspannen hat auch immer etwas mit Loslassen zu tun. Wir lösen nicht nur einen angespannten Muskel, sondern wir wollen auch die mit der Anspannung verbundenen dumpfen Gefühle loslassen, und das geht noch besser, wenn wir während des Entspannens und

Loslassens ganz bewusst tief ausatmen. So geben wir den disharmonischen Energiemustern die Möglichkeit, beim Ausatmen unseren Körper zu verlassen. Wir kombinieren also die folgenden Übungen zum Entspannen und Loslassen mit den Atemübungen, die wir im vorangegangenen Abschnitt erlernt haben.

Anspannen – Entspannen – Loslassen

Die Ausgangshaltung: Wir stellen uns aufrecht hin, die Füße etwa einen halben Meter auseinander, und strecken unsere Beine durch.

Anspannen: Wenn wir lernen wollen, uns zu entspannen, ist es ganz gut, wenn wir uns erst mal bewusst anspannen – jeden Muskel im Gesicht, in Hals und Nacken, in den Schultern, Ober- und Unterarmen und Händen, in der Bauchmuskulatur, im Gesäß, in den Oberschenkeln, Knien, Unterschenkeln, Waden und Füßen. Wir atmen tief ein, halten die Luft an und spannen dann alle genannten Körperteile an – mit voller Kraft. So stehen wir da, zum Äußersten bereit, egal, wer da jetzt kommt – uns haut nichts um.

Entspannen: Nach 15 Sekunden fangen wir langsam an auszuatmen und gleichzeitig entspannen wir alle Muskel, die wir zuvor angespannt haben. Beim Ausatmen lassen wir alle Aggressionen entweichen. Wir werden ganz weich und friedlich.

Diese Übung können wir ein paarmal wiederholen. Dann wollen wir diese Übung im Liegen fortsetzen.

Im Liegen: Dazu legen wir uns flach auf den Boden – nicht auf eine Matratze, ein Bett oder eine Liege. Wir können eine Decke auf dem Boden ausbreiten und unseren Kopf durch ein nicht zu dickes Kissen abstützen, aber so, dass wir locker liegen können. Die Beine sind gerade ausgestreckt und die Füße leicht nach außen abgewinkelt, soweit sie von der Schwerkraft gezogen werden. Unsere Arme liegen locker ausgestreckt am Körper an, mit den Handinnenflächen ohne Spannung nach unten. Wenn es uns zu kühl ist, decken wir uns mit einer dünnen, aber warmen Decke zu.

Anspannen und Entspannen: Wir schließen die Augen. Nun wiederholen wir die Übung, die wir zuerst im Stehen gemacht haben. Also erst tief einatmen, die Luft ca. 15 Sekunden anhalten und dabei alle Muskeln anspannen. Dann langsam ausatmen und die Muskeln entspannen.

Wahrnehmen und Loslassen: Wenn wir diese Übung auch im Liegen einige Male wiederholt haben, gehen wir einen Schritt weiter und spüren, welche Gefühle wir in uns wahrnehmen. Wenn es unangenehme Gefühle sind, zum Beispiel Ärger über jemanden, Wut oder Verletztheit, dann werden in der Anspannung diese Gefühle ganz deutlich. Wir lassen sie beim Ausatmen und Entspannen unserer Muskeln los.

Wenn wir angenehme Gefühle haben, laden wir beim weiteren Einatmen solche angenehmen Gefühle ein und spannen uns beim Einatmen nicht mehr an. Beim langsamen und tiefen Ausatmen lassen wir alle weiteren Spannungen in unserem Körper los.

Wenn wir eine solche Übung zehn Minuten lang gemacht haben, geht es uns danach spürbar besser. Unsere Gedanken sind klarer, wir fühlen uns frischer und ausgeglichener.

Wir wollen uns so annehmen, wie wir sind. Wir freuen uns, dass wir diese Übungen machen können und die Möglichkeit haben, uns weiterzuentwickeln. Wir sind dankbar.

TIEFENENTSPANNUNG

Die im Folgenden beschriebene Übung zur Tiefenentspannung ist eine wichtige Vorübung für einige spirituelle Transformations- und Meditationsmethoden, die wir im dritten Kapitel kennenlernen werden, um einen tiefen Zugang zu unserem Unterbewusstsein und unserer Seele mit den darin verborgenen Informationen zu bekommen.

Diese Übung führt uns in einen tiefen Entspannungszustand. Ich habe oft in meinen Workshops erlebt, dass manche Teilnehmer während dieser Tiefenentspannung einschlafen. Für Menschen, die Einschlafprobleme haben, ist diese Methode auch ein besonders effektives Gegenmittel.

Entspannende Autosuggestion

Die Ausgangshaltung: Die Ausführung der Tiefenentspannung ist nur im Liegen sinnvoll.

Da sich daran oft eine längere ruhige Transformations- oder Meditationsmethode anschließt, ist es in jedem Fall sinnvoll, sich mit einer dünnen, aber warmen

Decke zuzudecken, damit man während der Anwendung nicht auskühlt.

Menschen, die diese Methode zur Bewältigung ihrer Einschlafprobleme verwenden, können es sich natürlich auch in ihrem Bett gemütlich machen.

In jedem Fall nehmen wir im Liegen wieder dieselbe Körperhaltung wie bei der letzten Bodenübung ein.

Bewusst atmen: Als Erstes achten wir bewusst auf unseren Atem. Wir atmen tief und ruhig ein und aus, etwa so, wie wir es in der ersten Atemübung (S. 26ff.) gelernt haben.

Die Vorstellungskraft einsetzen: Nun stellen wir uns vor, dass jeder Körperteil, auf den wir unsere Aufmerksamkeit richten, ganz schwer wird. Den Text für die Tiefenentspannung können wir entweder von einer Audio-CD abspielen, wir können ihn von einem Partner sprechen lassen, der uns bei der Tiefenentspannung begleitet, wir können ihn uns selbst vorsprechen oder auch nur im Geiste vorgeben. Für jeden Körperteil, den wir tief entspannen wollen, lassen wir uns etwa fünf bis zehn Sekunden Zeit. Wir stellen uns vor, dass genau das passiert, was wir hören oder uns denken.

Text der Tiefenentspannung (Ich-Form):

> Mein rechter Fuß entspannt sich und wird ganz schwer.
> Mein rechter Unterschenkel mit Schienbein und Wade entspannt sich und wird ganz schwer.
> Mein rechtes Knie entspannt sich und wird ganz schwer.
> Mein rechter Oberschenkel entspannt sich und wird ganz schwer.
> Mein linker Unterschenkel mit Schienbein und Wade entspannt sich und wird ganz schwer.
> Mein linkes Knie entspannt sich und wird ganz schwer.
> Mein linker Oberschenkel entspannt sich und wird ganz schwer.
> Mein Becken entspannt sich und wird ganz schwer.
> Mein Steißbein entspannt sich und wird ganz schwer.
> Mein Bauch entspannt sich und wird ganz schwer.
> Meine Lendenwirbel entspannen sich und werden ganz schwer.
> Mein Solarplexus entspannt sich und wird ganz schwer.
> Mein Rücken entspannt sich und wird ganz schwer.
> Meine Brust entspannt sich und wird ganz schwer.
> Meine Schultern entspannen sich und werden ganz schwer.
> Mein rechter Oberarm entspannt sich und wird ganz schwer.
> Mein rechter Unterarm entspannt sich und wird ganz schwer.
> Meine rechte Hand entspannt sich und wird ganz schwer.

- ❭ Mein linker Oberarm entspannt sich und wird ganz schwer.
- ❭ Mein linker Unterarm entspannt sich und wird ganz schwer.
- ❭ Meine linke Hand entspannt sich und wird ganz schwer.
- ❭ Mein Nacken entspannt sich und wird ganz schwer.
- ❭ Meine Halswirbel entspannen sich und werden ganz schwer.
- ❭ Mein Hals entspannt sich und wird ganz schwer.
- ❭ Mein Kinn entspannt sich und wird ganz schwer.
- ❭ Mein Mund entspannt sich und wird ganz schwer.
- ❭ Meine Nase entspannt sich und wird ganz schwer.
- ❭ Meine Augen entspannen sich und werden ganz schwer.
- ❭ Meine Wangen entspannen sich und werden ganz schwer.
- ❭ Meine Stirn entspannt sich und wird ganz schwer.
- ❭ Mein Kopf entspannt sich und wird ganz schwer.

Text der Tiefenentspannung (Du-Form):

- ❭ Dein rechter Fuß entspannt sich und wird ganz schwer.
- ❭ Dein rechter Unterschenkel mit Schienbein und Wade entspannt sich und wird ganz schwer.
- ❭ Dein rechtes Knie entspannt sich und wird ganz schwer.
- ❭ Dein rechter Oberschenkel entspannt sich und wird ganz schwer.
- ❭ Dein linker Fuß entspannt sich und wird ganz schwer.

- ⟩ Dein linker Unterschenkel mit Schienbein und Wade entspannt sich und wird ganz schwer.
- ⟩ Dein linkes Knie entspannt sich und wird ganz schwer.
- ⟩ Dein linker Oberschenkel entspannt sich und wird ganz schwer.
- ⟩ Dein Becken entspannt sich und wird ganz schwer.
- ⟩ Dein Steißbein entspannt sich und wird ganz schwer.
- ⟩ Dein Bauch entspannt sich und wird ganz schwer.
- ⟩ Deine Lendenwirbel entspannen sich und werden ganz schwer.
- ⟩ Dein Solarplexus entspannt sich und wird ganz schwer.
- ⟩ Dein Rücken entspannt sich und wird ganz schwer.
- ⟩ Deine Brust entspannt sich und wird ganz schwer.
- ⟩ Deine Schultern entspannen sich und werden ganz schwer.
- ⟩ Dein rechter Oberarm entspannt sich und wird ganz schwer.
- ⟩ Dein rechter Unterarm entspannt sich und wird ganz schwer.
- ⟩ Deine rechte Hand entspannt sich und wird ganz schwer.
- ⟩ Dein linker Oberarm entspannt sich und wird ganz schwer.
- ⟩ Dein linker Unterarm entspannt sich und wird ganz schwer.
- ⟩ Deine linke Hand entspannt sich und wird ganz schwer.
- ⟩ Dein Nacken entspannt sich und wird ganz schwer.
- ⟩ Deine Halswirbel entspannen sich und werden ganz schwer.

> Dein Hals entspannt sich und wird ganz schwer.
> Dein Kinn entspannt sich und wird ganz schwer.
> Dein Mund entspannt sich und wird ganz schwer.
> Deine Nase entspannt sich und wird ganz schwer.
> Deine Augen entspannen sich und werden ganz schwer.
> Deine Wangen entspannen sich und werden ganz schwer.
> Deine Stirn entspannt sich und wird ganz schwer.
> Dein Kopf entspannt sich und wird ganz schwer.

Wenn wir nach dieser Tiefenentspannung noch wach sind und unsere ganze Aufmerksamkeit nach innen lenken und nur unsere Körperreaktionen, Gefühle und Gedanken beobachten, sind wir bereit für einen tiefen Blick in unsere Seele. Mit dieser weiterführenden Meditation befassen wir uns im dritten Kapitel.

INTENSIVE NASENATMUNG

Eine besonders effektive Methode, um den Körper sehr schnell und stark mit Bioplasma aufzuladen, ist die intensive Nasenatmung. Es empfiehlt sich, diese Methode mit Bedacht anzuwenden, nicht zu übertreiben und sie vielleicht bei den ersten Malen nicht allein, sondern zu zweit oder in der Gruppe anzuwenden.

Die Ausgangshaltung: Bevor wir anfangen, bereiten wir auf dem Boden einen Platz vor, legen ein kleines Kissen für unseren Kopf zurecht, breiten eine Decke aus, auf die wir uns später legen können, und halten eine weitere Decke bereit, mit der wir uns dann zudecken können. Es ist auch gut, sich ein Glas Wasser hinzustellen, denn jetzt folgt eine kleine »sportliche« Veranstaltung.

Intensive Nasenatmung: Wir stellen uns locker aufrecht hin und beginnen, bei geschlossenem Mund, sehr intensiv und so schnell wir können, durch die Nase ein- und auszuatmen. Auf jeden Fall müssen wir den Mund geschlossen halten. Im Rhythmus des schnellen Atemzyklus wippen und federn wir in den Knien und bewegen die Hände leicht auf und ab. Mit etwas Übung kommen wir so in eine harmonische rhythmische Bewegung, die den schnellen Atemzyklus unterstützt.

Beim erstenmal können wir versuchen, diese intensive Nasenatmung etwa fünf Minuten durchzuhalten. Bei späteren Anwendungen dieser Methode können wir uns auf ca. zehn bis 15 Minuten steigern.

Am Boden, Selbstwahrnehmung: Danach machen wir es uns auf dem Boden bequem und nehmen die Liegeposition ein, die bei der ersten Bodenübung (S. 32f.) beschrieben wurde. Nun atmen wir ruhig und tief ein und aus. Wir schließen unsere Augen und beobachten, was in uns vorgeht. Unser Körper ist jetzt nicht nur mit Sauerstoff angereichert, sondern auch mit jeder Menge Biophotonen. Wir haben jetzt die Gelegenheit, genau zu beobachten, an welchen Stellen unseres Körpers der Energiefluss blockiert ist. Durch die höhere Biophotonenkonzentration ist unser inneres Wahrnehmungsvermögen gesteigert.

Wirkungen und mögliche Nebenwirkungen: Es kann auch passieren, dass wir neben Körperreaktionen auch heftige Gefühle empfinden. Vielleicht kommen auch Tränen. Es ist alles gut, wir können diese Gefühle zulassen und abfließen lassen, indem wir einfach weiter ruhig ein- und ausatmen, entspannen und loslassen, wie wir es schon geübt haben.

Mit jedem Mal werden wir die intensive Nasenatmung länger durchhalten. Es kann auch passieren, dass wir während oder nach einer intensiven Nasenatmung ein Kribbeln und Prickeln verspüren, meist in den Händen und Unterarmen, so, als ob es dort taub würde. Keine Angst, solche ungewohnten Reaktionen dauern nicht lange an. Sie kommen zustande, weil die Energiebahnen noch nicht gewohnt sind, solche Bioplasmamengen zu transportieren. Unser Energiesystem fängt jetzt an, zu wachsen und sich zu öffnen, und dazu werden wir es immer wieder durchpusten.

Bei manchen Menschen verkrampfen sich die Hände, die Handinnenflächen ziehen sich zusammen wie Pfötchen, es können auch Benommenheitsgefühle auftreten. Bei solchen (Hyperventilations-)Symptomen sollte man sofort wieder zu einem ruhigen Atemrhythmus übergehen. Rasche Abhilfe gegen die unangenehmen Krämpfe schafft, wenn man ein paar Minuten ruhig in eine Papiertüte ein- und ausatmet.

Manche fühlen sich nach dem Abklingen dieser Übung frisch und wie neu geboren. Wir haben dabei erlebt, dass es in unserem Energiesystem noch Grenzen gibt, aber das bedeutet auch, dass wir noch Entwicklungspotenzial haben, und dieses Potenzial wollen wir ja verwirklichen.

2. KÖRPERÜBUNGEN

EINE INNERLICHE KÖRPERREINIGUNG

Unser Körper ist der Quantentempel. Daher wird jeder Transformationsprozess nicht ohne körperorientierte Methoden eingeleitet werden können. Unbewusst haben wir viele unterdrückte Gefühle und seelische Schmerzen in unserem Körper weggesteckt. Um uns energetisch davon zu befreien und zur Erzielung einer höheren Biophotonenkonzentration und damit eines höheren Bewusstseinszustands brauchen wir Bewegung und geeignete Übungen, mit denen wir die verdrängten Erlebnisse aus unserem Körper hervorholen. Es mag zunächst nicht angenehm sein, sich verdrängte unangenehme Erfahrungen wieder anschauen zu müssen, aber es führt kein Weg daran vorbei.

Mancher Körper mit all seinen verdrängten Gefühlen gleicht vor der Transformation der Wohnung eines »Messies«, in der jahrelang nicht aufgeräumt und sauber gemacht wurde und die mit allerlei Müll und unbrauchbaren Gegenständen vollgestopft ist.

Damit wir wieder frei durchatmen können und unser Körper zu einem Gefäß für Licht und Glück wird, müssen wir erst Platz schaffen und allen Unrat entfernen.

SCHÜTTELN UND LOCKERN

Im Folgenden wird eine äußerst effektive Methode beschrieben, die sich dazu eignet, Blockaden in den unteren vier Energiezentren im Bauch- und Brustbereich aufzulösen. Hier sitzen erfahrungsgemäß die meisten energetischen Blockaden, verursacht durch unterdrückte Gefühle wie Wut, Resignation, Traurigkeit und Angst. Die Methode kann über einen längeren Zeitraum hinweg beliebig oft und täglich die Entfaltung und Reinigung des Energiesystems begleiten und unterstützen. Beim »Schütteln« handelt es sich um eine bauchtanzartige Bewegung, bei der besonders der Beckenbereich in Schwingungen versetzt wird. Dabei wird der Körper um seine senkrechte Achse mit schnellen Bewegungen hin und her bewegt. Entscheidend ist dabei, dass man alles locker lässt – besonders die Bauchpartie.

Blockaden lösen: Die meisten Menschen bekommen, wenn sie diese Übung zum ersten Mal machen, recht schnell heftige Schmerzen – vorwiegend im Bauchbereich, in der Zwerchfellgegend und an den Seiten des Brustkorbs. Sie sagen dann: »Ich bekomme Seitenstiche.« Diese Seitenstiche sind aber nichts anderes als die Blockaden im Energiesystem, die durch die heftige Bewegung spürbar werden und sich nun auflösen wollen. Beim »Schütteln« kommt es darauf an, die auftretenden Schmerzen bis zu einem erträglichen Maß anzunehmen und den Mechanismus zu durchschauen und aufzulösen, der zu einer Verkrampfung führt. Niemand sollte sich dabei überfordern.

Man kann sich durch die individuelle Einstellung der Intensität der Schüttelbewegung genau an den Punkt herantasten, an dem der Schmerz gut beobachtbar bleibt. Entscheidend ist nun, die ganze Aufmerksamkeit auf die schmerzende Stelle zu richten und zu versuchen, in diese Stelle hineinzuatmen. Dadurch kann sich die Verkrampfung an diesem Punkt auflösen.

Der Schmerz wird verursacht durch einen Stau der elektromagnetischen Energie (Biophotonen), die zwischen den körpereigenen Elektronen ausgetauscht wird. Wenn die Energiebahnen wieder frei sind, löst sich der Schmerz auf, und die Lichtenergie kann wieder frei von Elektron zu Elektron fließen.

In Hunderten Experimenten mit meinem Messverfahren zum Nachweis des Bioplasmas (siehe Kapitel 6) hat sich bestätigt, dass die Energiebahnen durch die Anwendung von körper- und geistorientierten Transformationsmethoden sozusagen freigeräumt werden.

Die meisten Menschen werden, wenn sie mit dem Schütteln anfangen, erst einmal sehr stark festhalten und erkennen erst allmählich, wie sie die Verkrampfungen auflösen können. Etliche machen dabei auch über einen gewissen Zeitraum die Erfahrung, dass eine Energieblockade, die zuerst im Bauch spürbar war, immer weiter »nach oben rutscht«. Dies kommt daher, dass nun Bioplasma von den oberen Energiezentren in den Bauchbereich fließt, um die dortigen freigelegten Energiesenken und Blockaden aufzufüllen. So laufen die oberen Energiezentren kurzzeitig leer, denn die Selbstheilungskräfte des menschlichen Energiesystems sind zunächst einmal natürlich begrenzt.

Freischütteln: Um das Herzzentrum »freizuschütteln«, soll der Brustkorb durch Heben der Hände gedehnt werden. Dabei werden die Oberarme seitlich nach außen weggestreckt und die Unterarme mit den Händen etwa im rechten Winkel nach oben gestreckt. Der Oberkörper wird dann beim Schütteln in die entgegengesetzte Richtung verdreht wie das Becken. Diese Methode macht viel Spaß mit flotter, rhythmischer Musik.

Entspannen und wahrnehmen: Nach dem Schütteln, das man vielleicht fünf bis zehn Minuten lang macht, ist es gut, sich hinzulegen und zu entspannen. Wenn wir danach Bereiche und Stellen in unserem Körper spüren, die sich energetisch leer anfühlen, sollten wir dort unsere Hände auflegen und tief und ruhig durchatmen. Jetzt sollten wir alle Aufmerksamkeit nach innen lenken und unsere Gefühle und Gedanken beobachten.

Vielleicht werden nach einer intensiven Schüttelphase auch heftige emotionale Schübe durch unseren Körper fluten, und es ist möglich, dass wir mal in Tränen ausbrechen oder auch spüren, wie alte, verdrängte Wut in uns aufsteigt. Einfach zulassen, immer weiter entspannen und durchatmen und allen Gefühlen und Gedanken, die durch uns hindurchspülen, in Liebe begegnen. Das Wichtigste ist, dass wir uns selbst lieb haben und uns alles verzeihen und auch anderen in Liebe begegnen und ihnen verzeihen, wo es etwas zu verzeihen gibt.

Wer diese Übung eine Weile lang praktiziert, wird merken, dass sich immer mehr Verspannungen lösen und sich nach und nach ein höheres Vitalitätsniveau einstellt. Wir werden lebendiger und vergeuden nicht mehr einen Großteil unserer Lebensenergie, um unangenehme Gefühle in Schach zu halten und aus unserem Bewusstsein zu verdrängen.

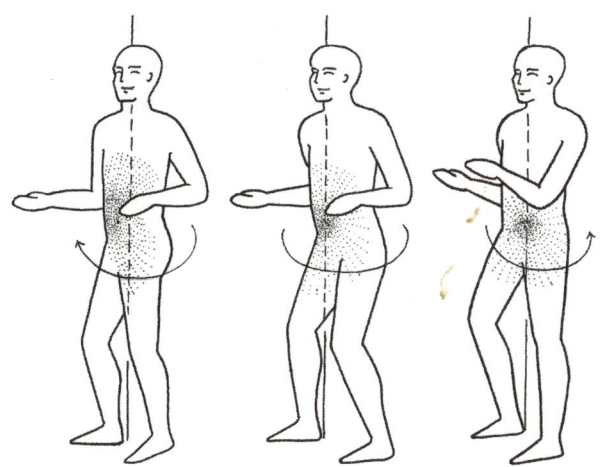

a) Schütteln des Becken- und Bauchbereichs

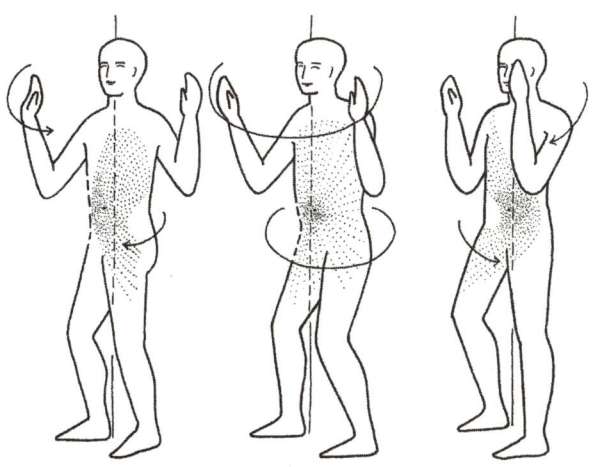

b) Schütteln des Oberkörpers bei gleichzeitigem Schütteln des Bauchbereichs in Gegenbewegung

45

DEHNUNGSÜBUNGEN

Aus der traditionellen chinesischen Medizin (TCM) ist bekannt, dass unser Körper von Energieleitbahnen durchzogen wird, den Akupunkturmeridianen. An bestimmten Körperstellen, den Akupunkturpunkten, kann der energetische Status auch elektrisch gemessen werden. Wenn ein Meridian viel Biophotonenenergie transportieren kann, misst man an den dazugehörigen Akupunkturpunkten eine höhere elektrische Leitfähigkeit. Dort gibt es mehr freie Elektronen und damit auch mehr Biophotonen.

Die im Folgenden beschriebenen Dehnungsübungen, die ich aus verschiedenen Traditionen weiterentwickelt habe, sind sehr effektiv, um den Energiefluss in unserem Körper zu verstärken. Durch diese Übungen werden die Energieleitbahnen sozusagen freigeputzt.

Manche Meridiane hängen auch mit dem Stoffwechsel unseres Körpers zusammen, und deshalb werden durch einige dieser Übungen auch die Entgiftungsfunktionen unseres Körpers angeregt. Bei regelmäßiger Anwendung sind eine vermehrte Entgiftung und Entschlackung des Körpers spürbar.

Zur Übungsausführung: Wichtig ist, bei der Durchführung dieser Übungen nicht zu versuchen, durch Wippen oder ähnliche Bewegungen eine stärkere Dehnung bestimmter Körperteile zu erzwingen, sondern die Übungen so auszuführen, dass die Dehnungen deutlich spürbar sind. Oft wird uns dadurch erst bewusst, wie verspannt wir in manchen Körperbereichen sind.

Haben wir eine Dehnungsposition eingenommen, ist es sehr hilfreich, wenn wir dabei tief durchatmen und unseren Atem (im Geiste) an die Stellen lenken, wo wir eine Verspannung oder Verkrampfung wahrnehmen. Da die Luftmoleküle, die wir einatmen, auch mit Photonenenergie angereichert sind – in Form angeregter Molekülzustände –, führen wir unserem Körper mit jedem Atemzug auch Photonenenergie zu und helfen ihm dabei, seine Biophotonenkonzentration zu erhöhen.

Es ist empfehlenswert, immer erst mit der Übung 1 für das Zentral- und Gouverneursgefäß zu beginnen und dann die anderen Übungen der Reihe nach anzuschließen. Von den zwei oder drei Übungsvarianten pro Meridian kann sich jeder die individuell am besten geeignete Übung aussuchen. Jede Übung sollte etwa eine Minute lang ausgeführt werden.

1. Zentral- und Gouverneursgefäß

(Ausgleichs- und Verteilerfunktion im Meridiansystem)

a) Boden: In der Grätsche sitzen, den Oberkörper aus dem Becken heraus gerade vorbeugen und mithilfe der Arme das Gewicht stärker nach vorn verlagern. Gleichzeitig zur Verstärkung die Füße strecken, anziehen und kreisen.

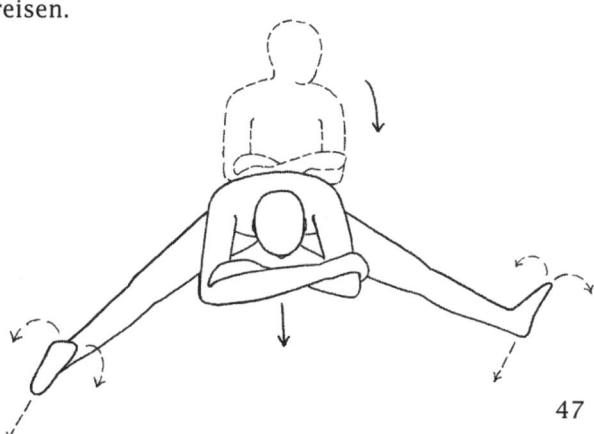

Als Partnerübung: Gegenüber auf dem Boden sitzend, berühren sich die Fußsohlen der beiden Partner. Gemeinsam an den Händen fassen und mit dem Oberkörper leicht kreiseln.

b) Stuhl: Grätschen im Sitzen. Oberkörper vorbeugen und dann siehe wie in a).

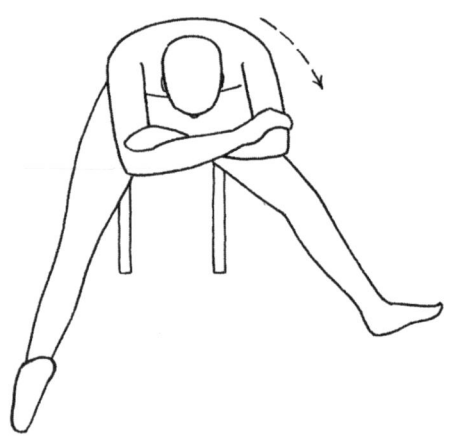

2. Milz- und Magenmeridian

(Verdauungsfunktion)

a) Boden 1: Im Fersensitz – die Schenkel parallel haltend – den Oberkörper bis auf den Boden zurücklegen. Die Dehnung erfolgt im Bereich der Bauchdecke und der Oberschenkel. Die Arme über den Kopf nach hinten strecken zur Verstärkung der Dehnung. Tief ein- und ausatmen, bei jedem Ausatmen die Dehnung weiter zulassen.

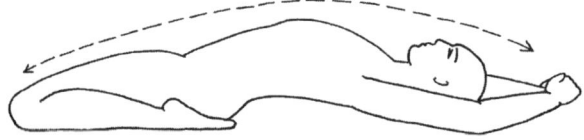

b) Boden 2: Nach a) die Gegenbewegung zur Entspannung durchführen: Im Fersensitz den Oberkörper nach vorn beugen, bis die Stirn den Boden berührt. Die Arme liegen parallel zu den Beinen.

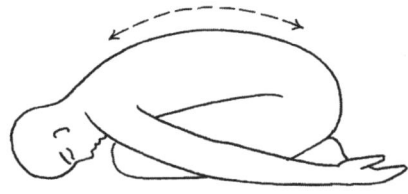

c) Variante der Übungen a) und b): Im Liegen ein Bein anwinkeln und über Kreuz über das andere Bein hinüberlegen, sodass das angewinkelte Knie den Boden berührt. Die Schultern behalten währenddessen den

Kontakt mit dem Boden. Mit der Hand dem Knie entgegenkommen und nachhelfen. Dann herumdrehen und die Übung mit dem anderen Bein wiederholen.

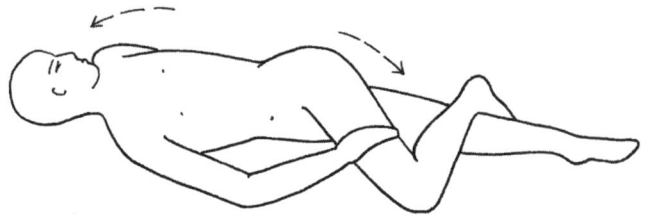

d) Stuhl: Die Beine übereinanderschlagen und in der Gegenrichtung zu den Beinen den Oberkörper mitsamt den Armen nach hinten bewegen.

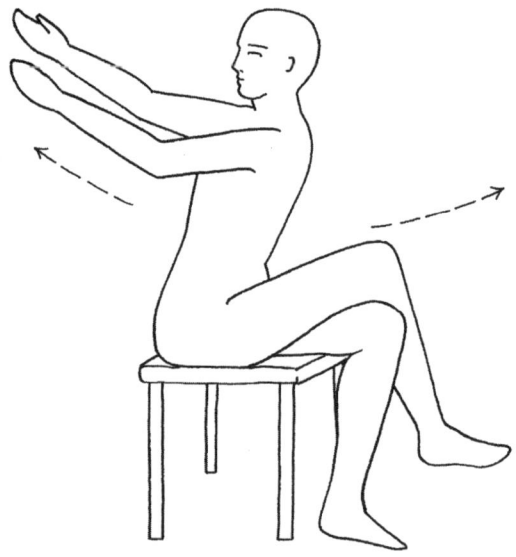

3. Herz-Meridian

(Dehnung des Brustkorbs, Anregung des Kreislaufs)

a) Stand: Mit gestreckter Nackenhaltung (den Kopf nach oben reckend) beide Arme gleichzeitig nach hinten strecken. Die Hände dabei nach außen abwinkeln, sodass eine Dehnung vom Brustbein bis in die Fingerspitzen stattfindet. Während der Dehnung tief ein- und ausatmen. Beim Einatmen die Arme stufenweise ganz langsam gestreckt anheben, bis sich die Fingerspitzen über dem Kopf treffen. Abschließend die Hände in Herzhöhe heben (vor die Brust) und hineinspüren.

b) Stuhl: Bei Kreislaufbeschwerden die Dehnung im Sitzen durchführen, wie in a) beschrieben.

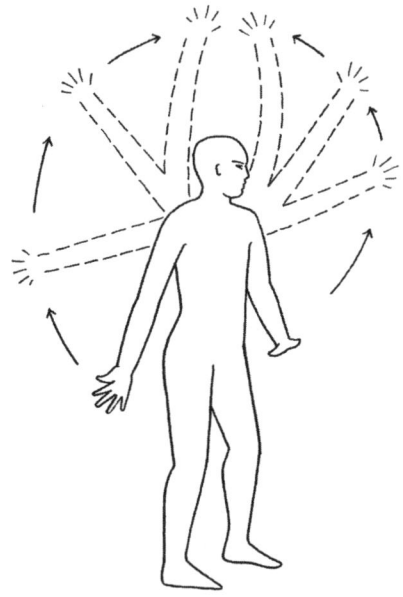

4. Herz-Dünndarm-Meridian

(Steuerung des Stoffwechsels)

Boden: Im Sitzen die Fußsohlen aneinanderlegen und mit beiden Händen die Füße fassen. Beim Ausatmen aus dem Becken heraus nach vorn beugen, die Nase zeigt in Richtung der Füße. Die Dehnung ist auf der Innenseite der Oberschenkel spürbar. Die Stellung halten und durch tiefes Atmen noch mehr Dehnung zulassen.

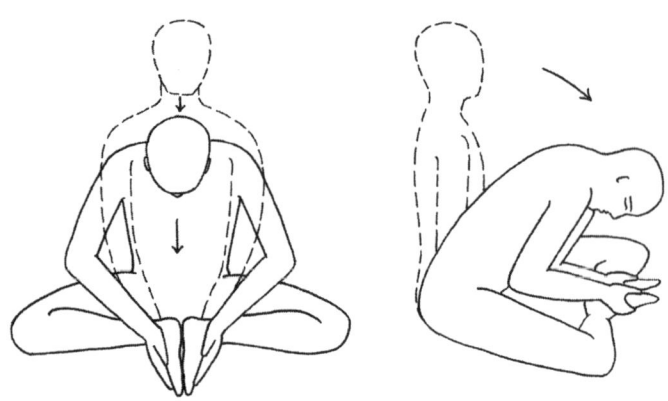

5. Nieren-Blase-Meridian

(Ausscheidungsorgane und Reinigungsfunktion)

a) Boden: Aus der aufrechten Sitzhaltung heraus die Beine parallel ohne Anstrengung ausstrecken. Ausatmen und vorbeugen, den Kopf in Richtung Knie beugen. Die Dehnung ist spürbar an der Unterseite entlang den

Beinen. Zur Verstärkung der Dehnung mit den Händen an die Waden, die Fußknöchel oder bis an die Fußsohlen greifen. Tief atmen, in die Stellung hinein entspannen.

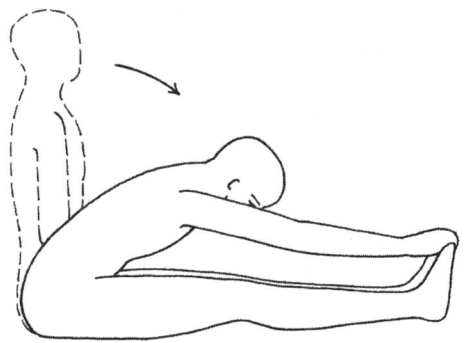

b) Stand: Mit ausgestreckten Armen Halt am Fensterbrett oder einer Kommode suchen, die Beine durchdrücken. Der Oberkörper beugt sich nach vorn zum Fensterbrett.

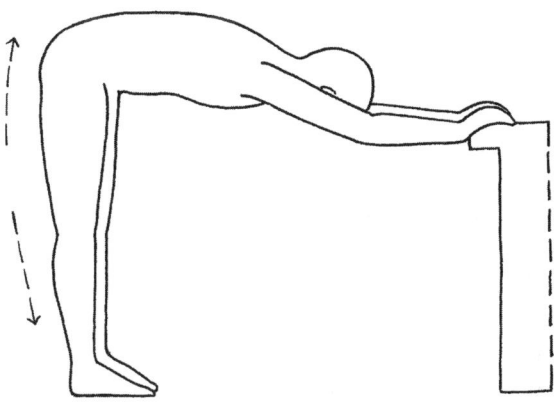

6. Dreifach-Erwärmer

(Kreislauf)

Stand: Die Hände haken sich hinter dem Rücken mit den Fingern ein – eine Hand von oben, die andere von unten her kommend, sodass die Dehnung in den Armen spürbar ist. Tief ein- und ausatmen. Danach die Übung über Kreuz wiederholen. Diesmal kommt die andere Hand von oben bzw. von unten.

Zur Übungsausführung: Wenn es nicht gelingt, die Hände mit den Fingern einzuhaken, die Hände einfach so nahe wie möglich zusammenführen. Man kann auch einen Strumpf zu Hilfe nehmen: Die Enden des Strumpfes mit beiden Händen halten und diese möglichst nahe hinter dem Rücken zusammenführen.

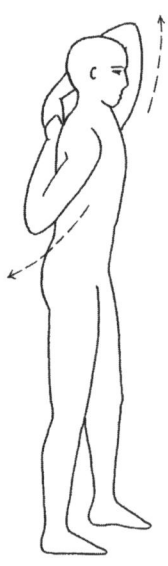

7. Gallenblasemeridian

(im Oberschenkelbereich)

Boden: Im Sitzen wird ein Bein flach am Boden nach innen gerichtet angewinkelt. Das andere Bein überkreuzt das erste Bein, sodass die Knie möglichst übereinanderliegen. Aus dem Becken heraus den Oberkörper nach vorn beugen, bis die Dehnung im Gesäß und im Oberschenkel spürbar wird. Danach die Stellung wechseln – Beinwechsel.

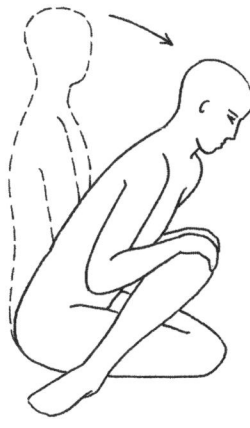

8. Leber- und Gallenblasemeridian

(Speicher- und Weitergabefunktion, Entgiftung)

a) Boden: Aus der sitzenden Grätsche heraus ein Bein nach hinten innen anwinkeln. Das gestreckte Bein von innen mit der Hand unter der Wade fassen. Mit der anderen Hand langsam über den Kopf hinweg einen Halb-

55

bogen beschreiben, bis der Oberkörper seitlich zum gestreckten Bein hin geneigt ist. Tief in die seitliche Dehnung des Oberkörpers hineinatmen. Danach die Übung andersherum wiederholen, also diesmal das andere Bein anwinkeln und mit dem anderen Arm den Halbbogen über den Kopf beschreiben usw.

b) Stuhl: Im Sitzen einen Arm über den Kopf hinwegbeugen, sodass die Seite des gebeugten Armes gedehnt wird. Den anderen freien Arm zum Ausbalancieren in die Gegenrichtung vor dem Brust- und Bauchbereich bewegen. Auch diese Übung symmetrisch nach der anderen Seite hin ausführen.

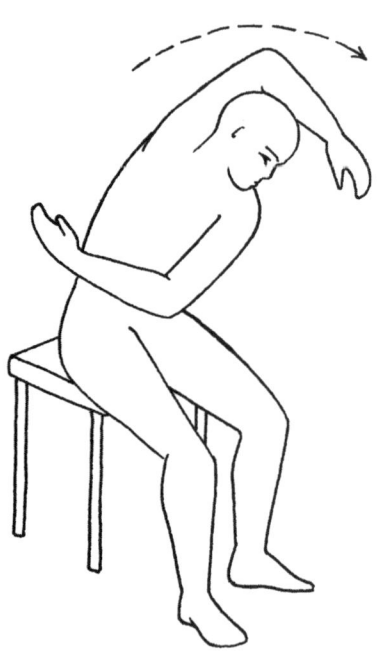

9. Lunge- und Dickdarmmeridian

(Aufnahme von Energie über die Atmung/Ausscheidung)

a) Stand: Eine Hand hält hinter dem Rücken den Daumen der anderen Hand. Tief einatmen, lange ausatmen, dabei tief vorbeugen und die Arme, in denen die Dehnung spürbar ist, so weit wie möglich nach vorne wegstrecken. Die Stellung halten und atmen. Das Gleiche mit der anderen Hand wiederholen.

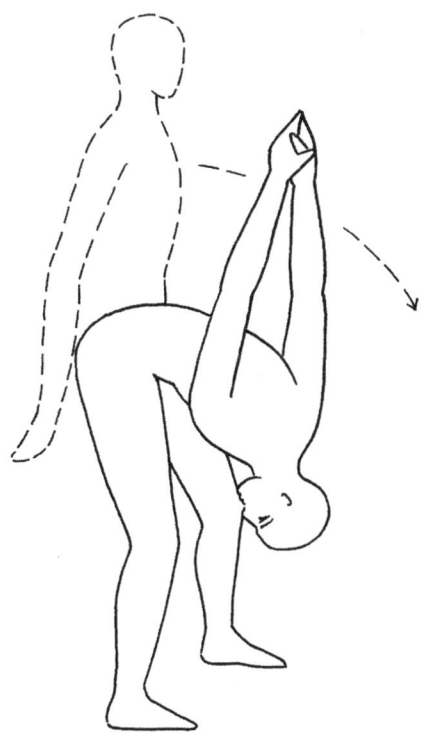

b) Stuhl: Wie a) im Sitzen durchführen. Die Übung kann statt auf dem Stuhl oder im Stand auch in der Hocke (Fersensitz) ausgeführt werden.

10. Abschließende Übung

a) Boden: In die Kerze gehen, bis das Hauptgewicht auf Schultern und Nacken ruht. In dieser Stellung, die eine Dehnung der Halswirbelsäule bewirkt, kurz verweilen. Danach die Beine über den Kopf hinwegstrecken, bis die Füße den Boden berühren. Die Fußsohlen mit den Händen umfassen und die Knie möglichst nahe an den Körper heranbringen. In dieser »eingekugelten« Stellung verharren, atmen und hinein entspannen. Die gesamte Wirbelsäule wird gedehnt. Danach die Beine strecken.

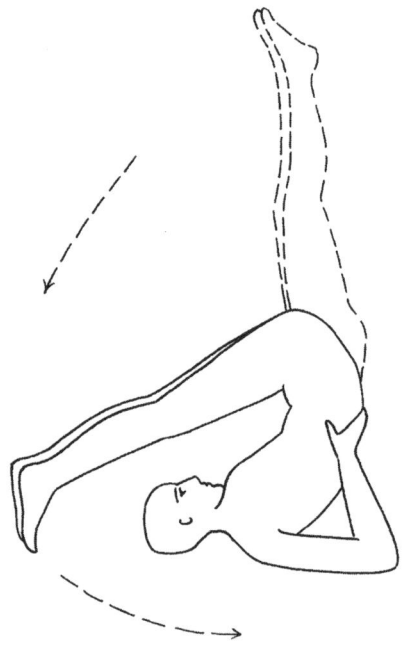

Dabei halten die Hände immer noch die Füße fest. Langsam Wirbel für Wirbel abrollen. Durch den Kontakt der Hände mit den Füßen das Tempo und die Balance des Abrollens selbst bestimmen und variieren.

b) Stuhl: Beide Hände hinter dem Hinterkopf verschränken. Erst den Kopf beugen, ihn durch das Gewicht der Hände gen Boden sinken lassen, dann langsam den gesamten Rumpf und Rücken nach vorne beugen – ebenso durch das Gewicht der Hände und Arme.

In dieser Position verharren. Dabei in die Wirbelsäule hineinspüren und sich die ganze Wirbelsäule vom Steiß bis zu den Halswirbeln im Geiste vorstellen. Zum Schluss ganz langsam Wirbel für Wirbel wieder aufrichten.

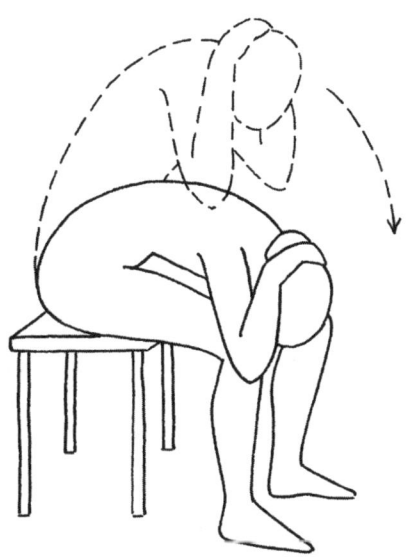

MASSAGEN

Man könnte ohne Weiteres dem Thema Massage ein ganzes eigenes Buch widmen, doch wollen wir uns hier auf einige wenige Massagetechniken beschränken, die jeder selbst praktizieren kann.

Die körperorientierten Methoden, die wir in den vorangegangenen Abschnitten bereits kennengelernt haben, sind durchaus geeignet, viele Verspannungen im Körper zu lösen, insbesondere, wenn wir deren emotionalen Hintergrund reflektieren und gelernt haben, zu lockern und loszulassen.

Manche Muskelverspannungen und -verhärtungen sind jedoch so massiv, dass hier durch gezieltes Massieren der betroffenen Körperstellen und Muskelpartien nachgeholfen werden kann. Umso effektiver lassen sich dann mit den Atem- und Dehnungsübungen die gelockerten Verspannungen auflösen. Die Massage ist daher eine gute Ergänzung zu den anderen Methoden.

Massageöle: Ein wichtiges und geradezu unverzichtbares Hilfsmittel für die Massage ist das Massageöl. In Naturkostläden werden solche Öle meist angeboten, zum Teil mit wirksamen ätherischen Ölen verfeinert. Hier kann sich jeder ein Massageöl mit ansprechender Duftnote aussuchen.

Bevor wir also eine Massageanwendung beginnen, sollten wir sowohl unsere Hände, mit denen wir massieren, als auch die Körperbereiche, die massiert werden sollen, mit dem Massageöl einreiben.

Mit Partner: Massagen werden optimal in einer Partnerübung zu zweit ausgeführt. Zwar ist es grundsätzlich möglich, sich auch selbst an den eigenen Hand- und Fußreflexzonen zu massieren, aber die Wirkung einer Massage zeigt eine stärkere entspannende Wirkung, wenn die massierte Person sich ganz auf das Hineinatmen, Hineinspüren, Entspannen und Loslassen konzentrieren kann.

Während der Massage, insbesondere dann, wenn eine schmerzhafte, verkrampfte Stelle behandelt wird, ist es sinnvoll, sich an die Atemübungen zu erinnern, wo wir unseren Atem an eine bestimmte Stelle unseres Körpers gelenkt haben. Die Methode des Atemlenkens können wir auch einsetzen, um eine massierte Stelle besser mit Bioplasma zu versorgen. Auf diese Weise unterstützen wir den durch die Massage ausgelösten Transformationsprozess.

Zur Ausführung einer Massage: Besonders wohltuend ist eine Massage des gesamten Rückenbereichs, einschließlich der Schulter- und Nackenmuskulatur. Diese sind bei vielen Menschen besonders verspannt, oft auch bedingt durch eine schlechte Körperhaltung. Bei der Rückenmassage können auch besonders die Muskelpartien links und rechts neben den Wirbeln massiert werden.

Beim Massieren selbst sollte der Masseur mit seinen Daumen und Fingern mehr oder weniger Druck auf den zu massierenden Bereich ausüben und mit kreisenden Bewegungen das verkrampfte Muskelgewebe lockern. Nach einer solchen intensiven Lockerungsmassage ist es wichtig und für die massierte Person auch sehr wohltuend, wenn die massierte Stelle danach mit den Handinnenflächen sanft ausgestrichen wird. So kann sich das Bioplasma dort harmonisch verteilen.

Es ist eine weitverbreitete Meinung, eine Massage sei

dann besonders gut, wenn sie auch besonders wehtut. Das ist falsch, weil sich unser Bewusstsein und unsere Wahrnehmung dann sofort aus einem Bereich zurückziehen, wenn ein Schmerz unerträglich wird.

Besser ist es, wenn Masseur und massierte Person während der Massage klar kommunizieren, ob der angewendete Massagedruck nicht zu schwach und nicht zu stark ist. Optimal ist es, wenn durch die Massage ein gut erträglicher Schmerz erzeugt wird, in den die massierte Person bewusst hineinatmen und entspannen kann. Es geht darum, den massierten Körperbereich nicht vom Gesamtempfinden abzutrennen, sondern wieder in die eigene Sensorik bewusst zu integrieren. So können wir ein höheres Wohlbefinden erlangen, wenn wir uns in der Transformation alten schmerzhaften Erfahrungen stellen, aber nicht, indem wir neue Rekorde im Ertragen von besonders starken Schmerzen trainieren. Wir wollen unseren Körper nicht traktieren, sondern ihn befreien von Blockaden, sodass die Glücksenergie jeden Ort des Körpers durchfluten kann.

Entgiftung: Die Massage sorgt für eine bessere Durchblutung des massierten Bereichs und trägt so auch zu einer besseren Versorgung mit Sauerstoff und allen anderen Stoffen bei, die das Blut transportiert. Schlacken und andere Gifte, die sich in einem verkrampften Gewebe abgelagert haben, werden durch die Massage mobilisiert und beschleunigt abtransportiert.

Es ist zu empfehlen, dass eine Person vor und nach einer Massage ausreichend Flüssigkeit – am besten klares Wasser – zu sich nimmt. So wird der Entgiftungsvorgang, der durch die Massage angefacht wird, zusätzlich unterstützt. Verkrampftes Muskelgewebe ist oft übersäuert und reagiert empfindlicher als entspanntes Gewebe. Hier liegt die Schmerzgrenze sehr niedrig.

Auch durch eine Massage können heftige aufgestaute Emotionen ausgelöst werden, die in der Verspannung weggesteckt waren. Nach einer Massage sollte man sich deshalb auch genug Zeit lassen, um alle Empfindungen in seinem Inneren zu beobachten und durch die erlernten Atemtechniken zu harmonisieren.

Reflexzonenmassage: Neben der Massage von Körperbereichen wie Rücken, Nacken und Schultern, Bauch- und Brustbereich bietet sich die Massage der Hand- und Fußreflexzonen an, die wir auf der nachstehenden Doppelseite abgebildet sehen. Durch die Massage der abgebildeten Reflexzonen können wir energetisch auf bestimmte Organe unseres Körpers einwirken. Durch leichten kreisenden Druck mit dem Daumen können die Reflexzonen massiert werden. Die anregende Wirkung auf die entsprechenden Organe ist oft verblüffend.

So habe ich bei meinen Workshops immer wieder erlebt, dass Personen, die Verdauungsprobleme hatten oder an einer chronischen Verstopfung litten, durch die Massage der Reflexzonen der Stoffwechselorgane, insbesondere des Dünn- und Dickdarmbereichs, sehr spontane Reaktionen in den betroffenen Organen zeigten und dann auch recht schnell einen gewissen Ort aufsuchten, um sich zu erleichtern. Bei der Massage der Reflexzonen des Dickdarms sollte man darauf achten, dass man mit dem Daumen längs der Transportrichtung des Darms massiert. Also unbedingt die Massagerichtung beachten.

Dies gilt insbesondere auch bei einer Bauchmassage. Bei den meisten Menschen (anatomische Ausnahmen ausgenommen) sollte wir auf der linken Bauchseite nach oben ausstreichend massieren, etwa bis zur Höhe des unteren Rippenbogens *(Colon ascendens)*, dann zwischen Bauchnabel und Brustbein von links nach rechts *(Colon transversalis)* und schließlich auf der rechten Seite von unteren Rippenbogen nach unten bis in den Bereich rechts unterhalb des Bauchnabels *(Colon descendens)*. So können wir durch eine Bauchmassage die Verdauungsfunktionen optimal unterstützen.

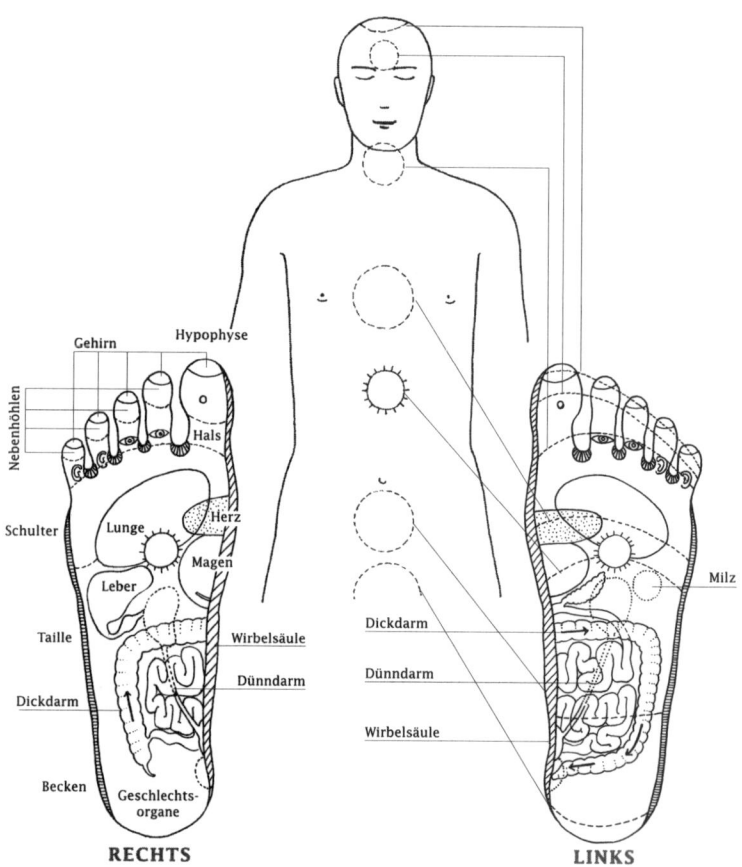

Massagen sind also ein wichtiges Werkzeug für unsere spirituelle Transformation, denn sie können uns dabei helfen, alte schmerzhafte Erfahrungen, die wir in bestimmte Körperbereiche verdrängt haben, wieder an die Oberfläche unseres Bewusstseins zu befördern, um sie in einer liebevollen und heilenden Atmosphäre und einer versöhnlichen inneren Haltung zu verarbeiten.

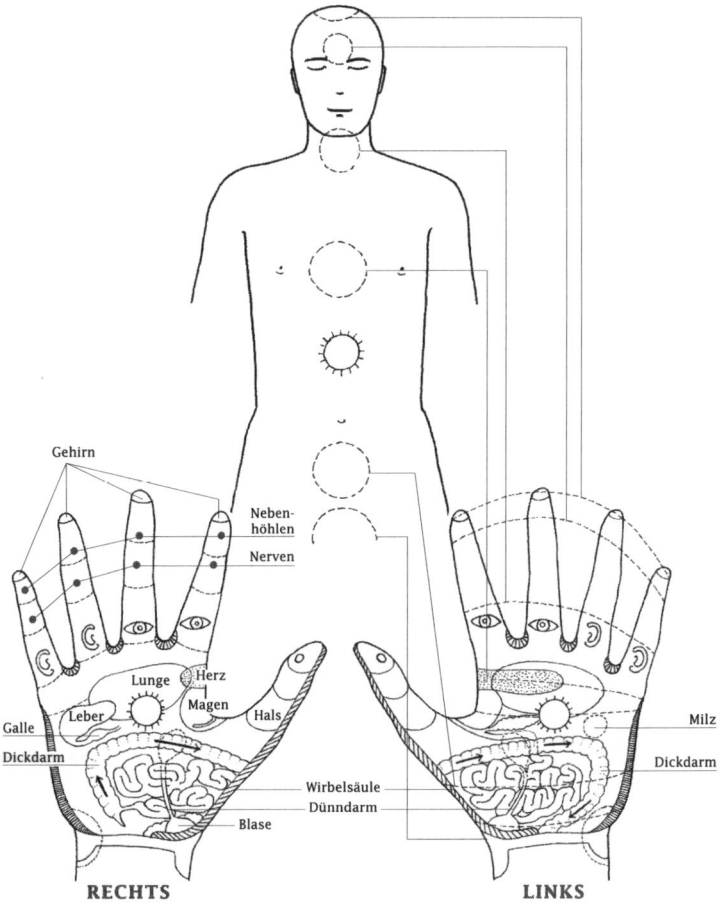

3. MEDITATIONS-METHODEN

Es gibt genügend Bücher, die einem spirituell Suchen-den nahelegen, mit Meditationsübungen zu beginnen. Solche Meditationen sind dann meist eine rein geistige Übung, weil der Praktizierende noch nicht gelernt und erkannt hat, seinen ganzen Körper als Resonanzkörper für die grenzenlose Glücksenergie zu erfahren.

Daher waren die vorangegangenen Kapitel so wich-tig: Damit wir verstehen, dass eine umfassende Trans-formation unser ganzes Wesen mit einbeziehen sollte. Umso süßer und reifer werden die Früchte des Glücks sein, die wir dann durch Meditationsmethoden ernten können.

Während unsere Gefühle mit bestimmten Körperbe-reichen zusammenhängen, sind unsere Gedanken sehr stark auf den Kopf bezogen. Bei der Meditation werden wir also die Aufgabe haben, zu erkennen, dass unsere Gedanken und der damit zusammenhängende Verstand zwar auch ein Teil unseres Wesens darstellen, dass wir aber dennoch mehr sind, also die Summe unserer Ge-danken und der damit verbundenen Haltungen und An-sichten.

Den Strom der Gedanken stoppen

Vor einiger Zeit las ich den Werbeslogan eines großen deutschen Unternehmens: »We never stop thinking – wir hören niemals auf zu denken.« Das brachte mich zum Schmunzeln, denn genau dies ist das größte Hindernis auf dem Weg zu unserem unbegrenzten Glück – das Denken. So nützlich das Denken auch sein mag bei wissenschaftlicher Betätigung und der Innovation neuer Technologien oder einfach nur bei der Bewältigung einiger banaler Alltagsangelegenheiten, so sehr stehen die ständigen Denkvorgänge der Bündelung der Biophotonen im Wege.

Um die Glücksflamme hinter unserer Stirn und unter unserem Scheitel zu entzünden, ist eine bestimmte Konzentration hochfrequenter Biophotonen an bestimmten Orten im unserem Gehirn erforderlich. Dass eine solche Bündelung spontan geschieht, ist eher unwahrscheinlich, weil der ständige Denkvorgang die Bioplasmaenergie im Gehirn zerstreut. Daher brauchen wir Methoden, die uns bei der Bündelung der Biophotonen behilflich sind. Wir brauchen Funken und Zunder, um die Glücksflamme in unserer Hypophyse und Epiphyse zu entzünden.

STILLE MEDITATION

Bei den bisher beschriebenen Methoden haben wir immer etwas »gemacht«. Meditation ist das genaue Gegenteil davon. Wenn wir meditieren, machen wir gar nichts. Wir lassen einfach geschehen. Bei der Meditation wenden wir unsere Aufmerksamkeit nach innen.

Innerlich nehmen wir bei der stillen Meditation die Haltung eines unbeteiligten Beobachters ein. Wir nehmen die Gefühle, die wir empfinden, und die Gedanken, die wir denken, wahr, aber wir wollen uns nicht mit ihnen identifizieren. Wir versuchen, eine kleine innere Distanz zu unseren Gefühlen und Gedanken einzunehmen. Einfach nur beobachten. Das allein ist schon eine angenehme Erfahrung, wenn wir feststellen, dass wir mehr sind als unsere Gefühle und Gedanken, mit denen wir uns ja normalerweise ständig identifizieren.

Wir sind reines Bewusstsein, das unabhängig von Gefühlen und Gedanken existiert. Wenn sich dieses reine Bewusstsein in uns manifestiert, werden wir zum wahren und ewigen Kern unseres Lebens vordringen.

Distanz gewinnen

Wir werden uns in der stillen Meditation immer wieder dabei ertappen, wie wir auf den Zug unserer Gedanken aufspringen und uns wieder mit den Gedanken identifizieren.

Die wesentliche Übung der stillen Meditation besteht nun darin, dass wir dieses Aufspringen auf den Gedankenzug vermeiden lernen und es durch Bewusstheit immer häufiger schaffen, uns nicht mit den Gedanken zu identifizieren und zu erkennen, dass unser Gedankenapparat, unser Verstand, sich verselbstständigt hat und uns so eine Art Ersatzidentität verschafft hat.

Die stille Meditation hat also erst einmal das Ziel, dass wir spontan eine innere distanzierte Haltung zu unseren Gefühlen und Gedanken einnehmen können – zum unbeteiligten Beobachter werden.

Dies ist eine wesentliche Voraussetzung dafür, dass

sich ein voll bewusster und befreiter Seinszustand in uns manifestieren kann. Auf der Quantenebene bedeutet das, dass wir, indem wir uns von unseren Gefühlen und Gedanken innerlich distanzieren und diese nur beobachten, uns mit Photonen höherer Frequenz und damit auch höherer Energie identifizieren. Reines Bewusstsein besteht aus Photonen höherer Frequenz und höherer Energie als die Photonen, die unsere Gedanken darstellen.

Die Lebensenergie durch »Nicht-Tun« bündeln

Die Meditation hat zur Folge, dass eine Fokussierung – eine Bündelung – unserer Lebensenergie stattfindet. In unserem Körper und insbesondere in unserem Gehirn baut sich dabei ein immer stärker werdendes Energiefeld auf, das durch energiereiche Photonen hoher Frequenz und hoher innerer Ordnung gebildet wird. Meditation verhilft uns dazu, ein energiereiches kohärentes Quantenfeld in uns anzureichern.

Wir brauchen in der Meditation selbst buchstäblich überhaupt nichts tun, damit sich dieses gebündelte Photonenfeld aus reinem Bewusstsein in uns formiert. Das geschieht ganz von allein, weil Photonen hoher Frequenz und damit hoher Energie allgegenwärtig sind und unsere Körpermaterie – namentlich die Elektronen – automatisch einen höheren Ordnungsgrad einnehmen wollen, wenn wir sie nicht durch unsere unablässige Betriebsamkeit daran hindern.

In der Meditation – im »Nicht-Tun« – erkennen wir allmählich, dass unser wahres Wesen und Sein nicht darauf angewiesen sind, ständig etwas zu tun, um Zugang zu bekommen zum allgegenwärtigen und unerschöpflichen Photonenfeld. Bevor ein Mensch sich mit Meditation befasst, ist er permanent abgelenkt und bekommt überhaupt nicht mit, dass er den Zugang zur Quelle seines Lebens, die ihm ein erfülltes Leben in Freude und Glück garantiert, bereits in sich trägt.

Wir verfügen in jeder der mehreren Billionen Zellen unseres Körpers in Form der DNA über optimale Empfangsantennen, mit denen wir das Photonenfeld des Lebens und des Glücks in uns aufnehmen können. Wenn wir unseren Körper durch unsere mentale Aktivität nicht ständig daran hindern, einen optimalen und energiereichen Zustand einzunehmen, werden wir nach und nach einen solchen Glückszustand in uns manifestieren können.

Die stille Meditation hilft uns dabei, die Dominanz unserer mentalen Aktivität zu überwinden, und sie verhilft uns dazu, das harmonische, kohärente Photonenfeld in uns einkehren zu lassen. Das ständige »Gebrabbel« unseres Verstandes wird mit dem Anstieg des energiereichen Photonenfelds zurückgedrängt. So wird der Verstand wieder zu einem Werkzeug, dessen wir uns bedienen, wenn wir es brauchen – aber wenn keine Notwendigkeit besteht, über etwas nachzudenken und es nichts zu entscheiden gibt, können wir einfach unseren natürlichen Seinszustand einnehmen, der durch den Glücksstrom des energiereichen Photonenfelds gebildet wird.

Der Glücksfunke entzündet sich

Die energiereichen Photonen warten in den Lücken zwischen den Gedanken darauf, von uns entdeckt zu werden. Da, in der kurzen und wichtigen Abwesenheit eines Gedankens, kann ein stärkeres und vom Verstand unabhängiges Bewusstsein heranreifen.

Wenn wir in der stillen Meditation tief ausatmen und dabei innerlich loslassen, können in der Lücke zwischen zwei Gedanken die ersten Glücksfunken aufflackern. Das Nervengewebe unseres Gehirns ist der brennbare Zunder. Zuerst werden wir, nachdem wir uns etwas in der stillen Meditation geübt haben, einzelne kleine Glücksfunken hinter unserer Stirn wahrnehmen können, zwischen den Augenbrauen – ein angenehmes Prickeln. Wenn unser körpereigenes Biophotonenfeld hinreichend entfaltet und durch Transformation freigesetzt worden ist, dann werden wir in der stillen Meditation immer häufiger diese Glücksfunken wahrnehmen. Nach und nach wird daraus ein kleines Glücksflämmchen heranreifen, das wir in der Meditation schüren und auch genießen können. Die Flamme entfaltet sich im Inneren des Kopfes, anatomisch am Ort der Hypophyse. Von dort aus wird sie dann immer stärker und erreicht ab einer bestimmten Bioplasmakonzentration die Epiphyse und die Mitte der Schädeldecke. Wird ein bestimmter Schwellenwert erreicht, dann zündet die Flamme wie ein gleißender Schneidbrenner und kann nicht mehr ausgelöscht werden. Das ist die Erleuchtung.

Was »Erleuchtung« bedeutet

Bei der Erleuchtung werden in einem Teil unserer Elektronen die inneren Lichtmuster so stark fokussiert, dass diese Elektronen sich auflösen bzw. die in ihnen enthaltene Photonenenergie und Information in den Hyperraum übergehen können. Es ist ein Erlösungsvorgang, bei dem die Energie, die in den materiellen Elektronen gebunden war, freigesetzt wird und an den Ort zurückkehren kann, wo sie hergekommen ist. Zwischen den Elektronen, die im Scheitelzentrum diesen höchsten Bündelungszustand erreicht haben, und den übrigen Elektronen, deren innere Photonenenergie noch nicht so stark gebündelt ist, besteht jedoch nach wie vor eine starke Wechselwirkung. Es werden energiereiche Photonen zwischen den Elektronen ausgetauscht, und dadurch kommt der Glücksstrom zustande.

Wenn diese Glücksflamme durch den ganzen Körper lodert, kann prinzipiell ein Zustand erreicht werden, bei dem alle Elektronen des Körpers die höchste Photonenbündelung erreichen. Dann wird auch der Körper unsterblich und hat alle Freiheitsgrade erlangt – die Erlösung und physische Unsterblichkeit – und die Möglichkeit, den ganzen Körper mitzunehmen und in den Hyperraum aufzusteigen, aus dem alle Energie stammt, die sich in der äußeren Raumzeit – unserem Weltall – als Materie manifestiert hat.

Es braucht Übung und Geduld

Mit den körperorientierten Transformationsmethoden, die in den vorangegangenen Kapiteln beschrieben wurden, können wir unsere vitale Lebensenergie freisetzen. Dann wird es uns nicht schwerfallen, nach einiger Übung der stillen Meditation den Glücksstrom, der zwischen den Gedanken wartet, zu entfachen.

Es gibt Leute, die meditieren seit Jahren, und das Flämmchen will einfach nicht anspringen. Hier ist noch nicht genug dafür getan worden, durch körperorientierte Methoden die Energieblockaden, die sich manifestiert haben, durch Transformation aufzulösen und die darin gebundene Lebensenergie freizusetzen.

Die Entfaltung der Glücksflamme braucht etwas Geduld. Es ist ähnlich wie beim Feuermachen. Stellen wir uns vor, wir haben keine Streichhölzer und kein Feuerzeug, um ein Feuer zu entfachen. Wer von uns könnte heute noch ein Feuer auf die Weise entzünden, wie es die Urmenschen vermochten? Es braucht einen kleinen Funken und es braucht ein Material, das leicht entzündlich ist.

Wer es einmal geschafft hat, in der stillen Meditation das Glücksflämmchen wahrzunehmen und anzufachen, dem wird es immer wieder gelingen, diesen angenehmen Zustand in der Meditation einzunehmen. Das Glücksflämmchen – bestehend aus energiereichen Biophotonen – wird weiterwachsen können, und unsere innere Wahrnehmungsfähigkeit wird mitwachsen.

STILLE MEDITATION

Die Ausgangshaltung: Äußerlich nehmen wir dabei eine Haltung an, die es unserer Bioplasmaenergie erlaubt, frei und ungestört in unserem Körper zu zirkulieren. Wir können uns mit geradem Rücken auf einen Stuhl setzen, so, wie es im Kapitel 1 bei der Übung 1 (Seite 26) beschrieben worden ist. Wer möchte, kann sich natürlich auch im Yoga- oder im Fersensitz auf den Boden setzen. Wichtig ist eine gerade Haltung der Wirbelsäule, damit bei der Meditation unsere Energiezentren senkrecht übereinander angeordnet sind, um den Energiefluss und die Aufnahme und Verwirbelung von Eta-Teilchen, die immer vertikal von oben kommen, zu optimieren (unser Körper kann einen Teil der Gravitationsquanten – ich nenne sie Eta-Teilchen – in Biophotonen umwandeln; Näheres dazu auf S. 78f. und in meinem Buch *Das Urwort – die Physik Gottes*).

Für manche Menschen ist es anfangs leichter, eine entspannte aufrechte Haltung einzunehmen, wenn sie sich mit dem Rücken an eine Stuhllehne anlehnen können. Das ist auch in Ordnung. Es geht nicht darum, unseren Körper in eine ungewohnte Haltung hineinzuzwingen, sondern wir wollen sanft und ohne Gewalt einen angenehmen Seinszustand erreichen.

Als Basis für die stille Meditation dient auch eine bewusste Atmung. Wir atmen harmonisch und langsam ein und aus und achten darauf, auch in den Bauch zu atmen, so, wie es bei den Atemübungen in Kapitel 1 beschrieben wurde.

> Wir atmen tief und harmonisch und entspannen uns und lassen los.

> Wir schließen während der stillen Meditation unsere Augen und lassen uns von äußeren Geräuschen nicht ablenken.

> Wir richten unsere ganze Aufmerksamkeit nach innen, nehmen aber gegenüber unseren Gefühlen und Gedanken die Haltung eines unbeteiligten Beobachters ein.

> Wir konzentrieren uns auf die Lücken zwischen unseren Gedanken und beim tiefen Ausatmen lassen wir alles los – hier warten die Glücksfunken auf uns.

> Zwischen den Augenbrauen wird sich nach und nach ein kleines Glücksflämmchen entzünden. Durch weiteres Loslassen und Ausdehnen der

Gedankenlücken wird es wachsen, bis eine starke, gleißende Lichtflamme daraus wird. Wenn diese Flamme weiterwächst und den Scheitel unseres Kopfes erreicht, kann sie so gleißend werden, dass sie alle Gedanken überstrahlt. Nun sind wir nicht mehr die Sklaven unseres Verstandes, sondern nutzen ihn nach unserem Willen.

> Ein immerwährender Glücksstrom kommt in Gang, den wir nicht mehr loswerden. Unser Wesen und Gemüt werden immer mehr von Liebe und Glück durchdrungen. Wir fühlen uns quicklebendig und erfrischt.

Unser Energiesystem kann nun einen beschleunigten Transformationsprozess durchlaufen. Wir bekommen einen tieferen Zugang zu unserer Seele, und es wird uns nicht mehr schwerfallen, uns mit geeigneten Methoden an frühere Verkörperungen zu erinnern.

Die stille Meditation ist der wichtigste und entscheidende Baustein auf dem Weg zur Entfaltung unseres Glückspotenzials, denn nur in der Übung der stillen Meditation können wir unseren Denkprozess beruhigen und schließlich lernen, ihn nach eigenem Belieben ein- und auszuschalten. Genau dies ist aber die Voraussetzung dafür, dass der Glücksstrom in Gang kommen kann, indem die Energiezentren im Kopf aktiviert werden und die Glücksflamme entzündet wird.

Wann immer wir Zeit für uns haben, können wir diesen Zustand aufsuchen und uns an der Glücksflut, die dann wie ein Wasserfall vom Scheitel bis zur Sohle durch unseren Körper plätschert, erfreuen.

SPIEGELMEDITATION

Als ich im Winter 1984/85 auf der Kanarischen Insel La
Gomera einen Urlaub verbrachte, begann ich einen
Abend mit einer Spiegelmeditation. Es war schon dun-
kel, und ich schaute bei Kerzenlicht in mein Spiegelbild
und fixierte dabei einen Punkt zwischen den Augenbrauen. Ich versuchte, möglichst wenig mit den Augen
zu blinzeln – und plötzlich sah ich im Spiegelbild ein
anderes Gesicht. Es war das Gesicht eines älteren Man-
nes. Ein leichtes Schauern rieselte mir über den Rücken.
Das erste Mal schaute ich in das Gesicht einer meiner
früheren Verkörperungen.

An diesem Abend wurde ein Tor in meiner Seele auf-
gestoßen, das sich nicht mehr schließen sollte. Es war
der Beginn eines Erwachens meiner Seele. In der Nacht
wurde der durch die Spiegelmeditation geöffnete innerseelische Bereich weiter geöffnet. In Träumen kamen
weitere Details einer früheren Verkörperung in mein Bewusstsein.

Bevor ich mit der Spiegelmeditation begann, hatte
ich durch körperorientierte Methoden und stille Meditation mein Energiesystem schon etwas angefacht. In der
Folge bekam ich dadurch einen tiefen Zugang zu meiner
eigenen Seelengeschichte.

Durchführung der Übung

Bei der Spiegelmeditation sitzt man einfach aufrecht
und bequem vor einem Spiegel und schaut in sein eigenes Spiegelgesicht. Der Raum ist leicht abgedunkelt, und
neben dem Spiegel können zwei Kerzen stehen. Die Augen starren in den Spiegel und fixieren einen bestimm-

ten Punkt im Spiegelbild. Unbewusste Seeleninforma-
tionen können so an die Oberfläche kommen, und das
Gesicht kann sich verändern. Anfangs werden die Augen
schnell tränen, doch mit einiger Übung wird man länger
in den Spiegel starren können, ohne zu blinzeln. Wie bei
anderen Meditationen können emotionale Schauer durch
den Körper rieseln. Wann immer es so prickelt, tauschen
die körpereigenen Elektronen Lichtteilchen untereinander aus, und zuvor unbewusste Informationen gehen auf
die Gesamtheit der Körperelektronen über. Tief und bewusst Atmen nicht vergessen.

Wirkungen: Wenn wir durch die Spiegelmeditation einen tieferen Zugang zu unserer Seele erreichen, werden
in der Folge alte innerseelische Bilder und Gefühle in
uns zum Vorschein kommen. Möglicherweise werden
auch intensive Träume folgen, in denen wir die losbre-
chende Flut innerseelischer Kräfte verarbeiten.

Es ist überhaupt sehr nützlich, sich nach dem Aufwachen zu erinnern, was man geträumt hat. So kann die
Verarbeitung auch im Wachbewusstsein fortgesetzt werden, und mit der Zeit setzen sich viele individuelle Informationen zu einem Seelenmosaik zusammen, und
wir erhalten nach und nach einen Überblick über unsere
Seelengeschichte.

QUANTENMEDITATION

Wer diese Form der Meditation praktizieren möchte,
dem sei empfohlen, mein Buch *Das Urwort – die Physik
Gottes* zu lesen. Es bietet einen Überblick über das uns
umgebende Quantenmeer und die verschiedenartigen

darin enthaltenen Energieformen wie Raumstruktur-
energie und Lichtenergie, Eta-Teilchen und Photonen.

Dennoch soll hier kurz ein Überblick verschafft werden über die verschiedenartigen Energieformen und
ihre Ausprägungen sowie ihre Bedeutung für unsere
spirituelle Transformation.

Die Eta-Teilchen

Aus Gott – der Hyperraumquelle ELI – gehen Eta-Teilchen
hervor, die nicht nur den Hyperraum selbst, sondern
auch alle weiteren aus dem Hyperraum hervorgegangen
Daseinsbereiche aufspannen. Unser Universum, die äußere Raumzeit, wird von Eta-Teilchen, die zu Raumstruk-
turquanten kristallisieren können, aufgespannt. Darüber
hinaus strömen ständig neue Eta-Teilchen vom Hyperraum in unser Universum ein.

Diese Eta-Teilchen folgen dem Verlauf des Gravita-
tionsfeldes. Sie fliegen also immer dorthin, wo sich bereits Materie im Raum befindet. Auf der Erdoberfläche,
wo wir leben, kommen diese Eta-Teilchen stets von
oben – das ist die Vorzugsrichtung zum Hyperraum.
Diese Eta-Teilchen regnen auf uns herab und sie sind
der Grund dafür, dass wir zur Erde hingedrückt werden.
Sie bilden die Quanten der Schwerkraft.

Alles Gute kommt von oben – die meisten auf uns
herabregnenden Eta-Teilchen durchdringen uns unge-
hindert und fliegen weiter in Richtung Erdmittelpunkt.
Einige von ihnen prallen jedoch an den Atomen unseres
Körpers ab und werden zum Hyperraum zurückreflek-
tiert. Dabei transportieren sie nicht nur Energie, sondern auch Information von uns aus in den Hyperraum.
Einige weitere Eta-Teilchen werden nicht an unserer

Körpermaterie reflektiert, sondern sie verwirbeln an ringförmigen Molekülstrukturen – z.B. in den Nukleinbasenbrücken der DNA in unseren Zellen – und koppeln auf diese Weise Photonen aus dem Quantenmeer in unseren Organismus ein. Diese Biophotonen steuern die Stoffwechsel- und Lebensprozesse in unseren Zellen und sorgen im Nervengewebe für die Generierung von elektromagnetischen Feldern, die unsere Gefühle, Gedanken und unsere Glücksflamme bilden.

Übungen zur Eta-Energie

Die erste Übung zur Quantenmeditation ist daher den Eta-Teilchen gewidmet, da sie zur Erhaltung unserer Vitalität und der Weiterentwicklung unseres Bewusstseins beitragen.

Bei allen den im Folgenden beschriebenen Übungen nehmen wir die innere Haltung eines unbeteiligten Beobachters an, die bei der Übung der stillen Meditation zu Beginn dieses Kapitel beschrieben wurde. Wir atmen ruhig und tief ein und aus.

Standübung zur Aufnahme von Eta-Teilchen: Im Griechischen schreibt man den Buchstaben Eta als H. Wir stellen uns gerade hin, unsere Füße stehen parallel zueinander mit etwa dreißig Zentimeter Abstand. Unsere Arme strecken wir parallel nach oben aus. Die Handinnenflächen zeigen dabei nach oben, die Hände sind auch etwa dreißig Zentimeter auseinander. Wir bilden die Form des Buchstaben Eta:

Wir richten unseren Blick während dieser Meditation nach vorn, können dann aber auch die Augen schließen. Bei dieser Übung laden wir uns stärker als sonst mit der göttlichen Kraft der Eta-Teilchen auf.

Wir können diese Haltung so lange einnehmen, wie sie uns nicht schwerfällt, und dabei freie Hyperraumenergie in uns anreichern.

Übung im Liegen zur Aufnahme von Eta-Teilchen: Die gleiche Haltung können wir auch bequem im Liegen einnehmen. Beine und Arme sind parallel, Füße und Hände ca. dreißig Zentimeter auseinander. Die Arme sind im Liegen nach hinten ausgestreckt, die Handinnenflächen zeigen nach oben.

Übungen zur Chi-Energie

Die Feldlinien elektrostatischer Felder sind radialsymmetrisch. Sie strahlen in alle Richtungen aus oder laufen von allen Richtungen auf einen Punkt zusammen. In der Urwort-Theorie werden solche sternförmig ausstrahlenden Felder als Chi bezeichnet.

Standübung zur Aktivierung von Chi-Energie: Der griechische Buchstabe Chi schreibt sich X. Wir stellen uns mit etwas gespreizten Beinen hin. Die Füße sind etwa einen Meter auseinander. Die Arme strecken wir nach oben aus, und die Hände sind auch etwa einen Meter auseinander:

X

Übung im Liegen zur Aufnahme von Chi-Energie:
Auch diese Übung können wir im Liegen durchführen.
Auch im Liegen spreizen wir die Beine und die Arme
nach hinten – Hände und Füße sind jeweils etwa einen
Meter auseinander.

Diese Übung verbindet unser Bewusstsein mit allen
Richtungen – mit dem Weltganzen.

Übungen zur Phi-Energie

Die Feldlinien magnetischer Felder sind in sich geschlossen und daher mehr oder weniger kreisförmig. In
der Urwort-Theorie werden solche in sich geschlossenen Felder als Phi bezeichnet.

Übung 1 zur Aktivierung von Phi-Energie: Der griechische Buchstabe Phi schreibt sich Φ. Wir stellen uns
gerade hin. Die Füße sind zusammen und zeigen gerade
nach vorn. Die Arme bilden einen Kreis, wobei die Ellenbogen seitlich nach außen zeigen und die Hände vorn
auf dem Bauchnabel übereinanderliegen.

Übung 2 zur Aufnahme von Phi-Energie: Im Liegen
strecken wir die Beine parallel aus, sodass die Füße sich
berühren. Die Arme bilden wieder einen Kreis, wobei
die Ellenbogen seitlich nach außen zeigen und die Hände wieder übereinander auf dem Bauchnabel ruhen.

Bei dieser Übung können wir die Energie in unserem
Körper kreisen lassen.

Aus den Strukturflüssen Eta, Chi und Phi können sich Theta-Wirbel bilden. Man kann annehmen, dass unser Universum aus einem Theta-Wirbel, der im Hyperraum angefacht wurde, hervorgegangen ist. Auch die elementaren Bausteine der Materie, die Elektronen und Positronen können als Theta-Wirbel dargestellt werden. Theta-Wirbel spielen eine bedeutende Rolle bei der Bereitstellung von vitaler Lebensenergie in Form von Biophotonen in biologischen Strukturen. Unsere Vitalität und Lebensfreude beziehen wir aus Theta-Wirbeln. Bei der Entfaltung des menschlichen Energiesystems bilden sich große Theta-Wirbel in Form der Hauptenergiezentren, die in Weisheitslehren als Chakras bekannt sind. Die Eigenschaften und Aufgaben dieser Chakras werden wir im nächsten Kapitel näher kennenlernen.

Standübung zur Aktivierung von Theta-Energie: Der griechische Buchstabe Theta schreibt sich Θ. Wir stellen uns gerade hin. Die Füße sind geschlossen und zeigen gerade nach vorn. Die Arme bilden einen Kreis, wobei die Ellenbogen seitlich nach außen zeigen. Die Handflächen treffen sich über dem Kopf und liegen übereinander. Die Innenflächen der Hände können nach oben oder unten zeigen.

Übung im Liegen zur Aufnahme von Theta-Energie: Die gleiche Haltung kann auch im Liegen eingenommen werden. Dazu strecken wir die Beine parallel aus, sodass die Füße sich berühren. Die Arme bilden wieder einen Kreis, wobei die Ellenbogen seitlich nach außen zeigen und die Hände sich hinter dem Kopf treffen.

ELI-MEDITATION

ELI ist die Quelle aller Energie im Universum – Energie, Liebe und Information. Es gibt nichts, was uns glücklicher machen könnte, als sich mit dieser Quelle zu verbinden. Im Hyperraum verströmt ELI in alle Richtungen hochenergetische Eta-Teilchen. Je höhere Eta-Teilchenenergien wir im Stande sind, in uns aufzunehmen, umso mehr können sich die Photonengase im Inneren unserer Elektronen zu Photonen mit hoher Frequenz bündeln. Und dadurch können wir mehr und mehr Biophotonen in uns aufnehmen, um unser Glückspotenzial zu entfalten. Daher geben wir ELI alle Ehre und verbinden uns mit ELI in einer Standübung.

Lambda-Theta, die Allmacht, und Alpha-Omega, die Allgegenwart, verschmelzen in diesem Symbol für ELI. Ich bin das A und das O, der Anfang und das Ende.

Standübung zur Verbindung mit ELI: Wir stehen aufrecht, unsere Füße sind parallel zueinander und etwa fünfzig Zentimeter voneinander entfernt.
> Unser Arme, Hände und Fingerspitzen strecken wir nach oben aus, wobei sich die Handinnenflächen symmetrisch berühren wie in der Gebetshaltung. In

dieser Haltung sind wir mit jeder Faser unseres Seins auf ELI ausgerichtet.

> Nach einer Weile führen wir unsere sich symmetrisch an den Handinnenflächen berührenden Hände vertikal nach unten, zunächst bis auf die Höhe unserer Stirn, und bleiben für eine kleine Zeit in dieser Haltung.

> Dann führen wir die Hände weiter nach unten bis in die Höhe des Halses und verbleiben auch für eine kleine Weile in dieser Haltung.

> Schließlich führen wir die Hände bis zur Mitte unserer Brust und verbleiben in dieser Haltung.

Wir sind innig verbunden mit ELI, der allgegenwärtigen und allumfassenden Energie und Liebe und Information.

Visuelle ELI-Meditation

Das Symbol für ELI, das Lambda-Theta und Alpha-Omega, kann auch in einer stillen Meditation betrachtet werden. Da dieses Symbol in geeigneter Weise die Allmacht und Allgegenwart ELIs repräsentiert, können wir uns durch seine stille Betrachtung mit ELI verbinden.

Meine persönliche Erfahrung mit ELI ist die Erfahrung einer tiefen und vertrauensvollen Beziehung. Für mich ist ELI mehr als eine unpersönliche Energie und Kraft, in die ich mit meinem Bewusstsein eintauchen kann. ELI durchströmt und durchstrahlt alles, was ist – aber ELI ist noch mehr als seine Schöpfung. ELI ist das Urwort, und aus diesem Urwort sind alle Schwingungen – Klänge – hervorgegangen. ELI ist auch ein persönlicher Gott. ELI ist ein Wesen. ELI ist eine Person. ELI kann sich sogar in physischer Gestalt manifestieren.

Der eine und ewige Gott ELI hat viele Namen.

Für mich persönlich erschließt sich mein Zugang zu Gott nicht nur über die Meditation, sondern auch über das Gebet und die autonome Feier des Heiligen Abendmahls und anderer christlicher Sakramente. Doch diesem Themenbereich möchte ich gern ein eigenes Buch widmen. Ich kann meine persönliche Beziehung zu Gott hier nicht als Methode zur spirituellen Transformation einbringen.

URWORT-MEDITATION

In der Urwort-Theorie bildet die Urwort-Matrix eine symmetrische Anordnung der elementaren quantisierten Strukturflüsse, aus denen alle raumzeitlichen Strukturen und damit alle unsere physischen, seelischen und geistigen Daseinsbereiche hervorgehen.

Durch die Betrachtung der Urwort-Matrix entsteht eine starke Verbindung zu ELI und allen Energien, die aus ELI hervorgehen.

Die Betrachtung der Urwort-Matrix wirkt stark belebend. Sie erinnert uns an die Gesamtheit des allgegenwärtigen Quantenmeers, in dem wir alle schwimmen.

X A Θ Ω Φ

A Φ H X Ω

Θ H A H Θ

Ω X H Φ A

Φ Ω Θ A X

Im Zentrum der Urwort-Matrix befindet sich ELI, repräsentiert durch das Lambda-Theta- und Alpha-Omega-
Symbol. ELI strahlt Eta-Teilchen in alle vier Dimensionen
des Hyperraums ab, der dadurch aufgespannt wird. Aus
zwei senkrecht aufeinanderstehenden Eta-Teilchen entstehen jeweils Chi- und Phi-Energien und damit auch
Photonen. Dadurch spannt sich der innere Bereich des
lichterfüllten Hyperraums auf – der Himmel.

Aus Eta-, Chi- und Phi-Energien bilden sich die Theta-
Wirbel. Diese Theta-Wirbel bilden raumzeitliche Struktu-

ren, in denen sich unser Dasein gestaltet. Der untere Theta-Wirbel repräsentiert unser Universum, die äußere Raumzeit, das Diesseits. Der obere Theta-Wirbel repräsentiert die innere Raumzeit, das Jenseits, die Seelenlandschaften. Die beiden seitlichen Theta-Wirbel bilden die polaren geladenen Elektronen und Positronen und damit die Grundbausteine aller Materie und auch die individuellen innerseelischen Gedächtnisinhalte. Der raumzeitliche Charakter der Theta-Wirbel, in denen jeweils eine zeitartige vergängliche Dimension besteht, wird durch die Alphas und Omegas dargestellt.

4. FRÜHERE VERKÖRPERUNGEN

VERBORGENE GABEN UND ALTLASTEN

Wer sich auf einen intensiven spirituellen Transformationsprozess einlässt, kommt früher oder später nicht um das Thema Reinkarnation und der bewussten Auseinandersetzung mit den eigenen Vorleben herum.

In meinem Buch *Das Urwort – die Physik Gottes* habe ich ein quantenphysikalisches Modell der menschlichen Seele entworfen, aus dem sich ergibt, dass die individuellen Gedächtnisinhalte einer Person in einer Teilmenge des menschlichen Körpers – den Essenzelektronen – abgespeichert werden. Aus einigen physikalischen Teilchenmodellen geht nämlich hervor, dass Elektronen über ein individuelles Gedächtnis verfügen und diese Informationen auch nach dem physischen Tod eines Lebewesens nicht verloren gehen, weil Elektronen prinzipiell über eine unendliche Lebensdauer verfügen. Die Essenzelektronen eines Lebewesens verlassen beim Sterben den Körper, bleiben als verdünnte Teilmenge des zurückgelassenen Körpers weiter zusammen und stellen die unsterbliche Seele eines Lebewesens dar. Bei einer Wiederverkörperung kristallisiert sich um die Essenzelektronen ein neuer Körper.

Während der physischen Lebensphase halten sich die Essenzelektronen bevorzugt in den Regionen des Körpers auf, die sich am wenigsten durch Stoffwechselprozesse oder Zellneubildungen verändern. Das sind die Zellen des Zentralnervensystems – also das Gehirn, das Rückenmark und das gesamte Nervengewebe.

Da die Essenzelektronen gegenüber der Gesamtheit der Körpermaterie nur einen kleinen Bruchteil darstellen, sind die Informationen, die die Essenzelektronen aus früheren Verkörperungen enthalten, zunächst dem Bewusstsein nicht unmittelbar zugänglich – sie bilden in ihrer Gesamtheit das individuelle Unterbewusstsein einer Person.

Durch spirituelle Transformationsmethoden können wir den Essenzelektronen jedoch ihre abgespeicherten Informationen entlocken und dem Wachbewusstsein zugänglich machen.

Traumata der Vergangenheit auflösen

Es geht bei der Rückerinnerung an frühere Verkörperungen nicht darum, sich als berühmte historische Person wiederzuentdecken oder irgendwelche belanglosen Details aus dem unerschöpflichen Informationsreservoir der Essenzelektronen hervorzulocken.

Vielmehr ist es von Bedeutung, sich traumatischer Erfahrungen aus früheren Verkörperungen wieder bewusst zu werden, da diese uns jetzt noch daran hindern, unser volles Glückspotenzial zu entfalten. Traumatische Erfahrungen aus früheren Verkörperungen blockieren uns genauso wie derartige Erfahrungen in diesem Leben.

Damit wir im Jetzt frei und glücklich leben können,

benötigen wir also auch einen bewussteren Zugang zu unserer seelischen Vergangenheit. Wer sich nicht mit geeigneten Methoden um die Bewältigung und Verarbeitung seiner Altlasten kümmert, der wird durch sie in der Entfaltung seines Glückspotenzials im Jetzt eingeschränkt. Es ist dann so, als wenn man ein schweres, an den Fuß gekettetes Gewicht hinter sich her schleift oder gar mit einem Mühlstein um den Hals durch die Gegend läuft.

Die Endlosschleife wiederkehrender Manifestationen

Die Wiederholung von der Wiederholung. Viele Menschen meinen, sie leben das, was sie jetzt leben, zum ersten Mal, doch sie merken nicht, dass sie eine alte Schallplatte immer wieder abspielen. Solange wir uns unserer alten Muster und Affinitäten nicht bewusst werden, werden sie immer wieder versuchen, sich aufs Neue zu manifestieren. Als multidimensionale Wesen sind wir selbst eine Brücke zwischen Geist und Materie. Was in den Gedächtnisspeichern unserer Essenzelektronen an Lichtmustern abgelegt ist, wird durch die Wechselwirkungsprozesse zwischen ihnen und der übrigen Materie unseres Körpers zur Manifestation drängen.

Immer, wenn ich bei einer Meditation, z. B. der Spiegelmeditation, einen Zugang zu einer mir zuvor noch nicht bewussten früheren Verkörperung geschaffen hatte, lief mir ein Schauer über den Rücken. Manchmal war es mir dabei etwas unheimlich, weil dadurch auch die Grenze zwischen Bewusstsein und Unterbewusstsein geöffnet wurde. Es ist aber nicht verwunderlich, dass einem dabei ein Schauer über den Rücken läuft, denn in der Wirbelsäule verläuft ja auch ein bedeutender Nervenstrang, der das Gehirn mit allen Bereichen des Körpers verbindet und dort im Zentralnervensystem der größte Teil der Essenzelektronen lokalisiert ist. Diese etwas unheimlichen Empfindungen hängen damit zusammen, dass in dem Moment des Erinnerungsschauers Informationen, die vorher nur in den Essenzelektronen gespeichert waren, an die Gesamtheit der den Körper bildenden Elektronen weitergegeben werden.

In der Folge kann die bewusste Verarbeitung der wieder erinnerten alten Erfahrungen beginnen. Wir sind dann mit unterschiedlichen Gefühlen konfrontiert – vielleicht Angst, Schmerz, Verzweiflung. Aber wir können uns auch an schöne Erfahrungen erinnern, die wir zum Beispiel mit einem geliebten Menschen, der uns nahesteht, in Verbindung bringen.

Ich weiß noch, welchen enormen Anstieg meine Vitalität und Lebensfreude erfahren haben, als ich mich Anfang 1986 an einen gewaltsamen Tod erinnerte, den ich vor ca. 3000 Jahren in Ägypten erlitten hatte. Der ganze Schmerz der damaligen Todeserfahrung schwappte durch meinen Körper. Es war alles andere als angenehm, und manche Stellen meines Körpers schmerzten wirklich sehr, aber das alte Trauma schmolz dahin, und danach fühlte ich mich freier und lebendiger als je zuvor in diesem Leben.

Grundsätzlich kann man sagen, dass der bewusste Zugang zu früheren Leben und den darin erfahrenen Traumata zwar zunächst eine psychische Herausforderung darstellt, die es zu verarbeiten gilt, aber nach dem Durchlaufen eines solchen Erinnerungs- und Transformationsprozesses ist man wieder ein deutliches Stück freier und lebendiger als zuvor. Der Tod steckt uns allen mehr oder weniger noch buchstäblich in den Knochen.

Durch die bewusste Verarbeitung solch alter Schock-erfahrungen befreien wir uns auch von karmischen Belastungen. Denn wir sollten uns darüber im Klaren sein, dass unser Unterbewusstsein in Form subtiler elektromagnetischer Felder der Essenzelektronen immer wieder versucht, alte Erfahrungen aus der Vergangenheit im Hier und Jetzt wieder zu manifestieren. Die Essenzelektronen erzeugen durch jede Information, die sie kollektiv in sich tragen, elektromagnetische Felder – Photonenfelder, die eine Affinität für die Wiederholung eines erlittenen Traumas schaffen. Jedes Trauma, das in unserem Unterbewusstsein schlummert, ist also wie eine Zeitbombe, die zu irgendeinem Zeitpunkt unseres Lebens wieder hochgehen kann und uns dann in Form eines Schicksalsschlags einholt.

Die einzige Alternative, solchen Schicksalsschlägen zu entgehen, ist die bewusste und gewollte Auseinandersetzung und Verarbeitung in einem spirituellen Transformationsprozess, wie er durch die hier vorgestellten Methoden eingeleitet werden kann.

Wenn wir Befreiung von solchen Blockierungen aus früheren Verkörperungen erlangen wollen, werden wir uns also auch mit geeigneten Methoden befassen, die uns einen bewussten Zugang zu solchen alten Informationen verschaffen. Mit der Spiegelmeditation haben wir bereits eine Möglichkeit kennengelernt, wie wir in die Tiefe unserer Seele eintauchen können. Eine weitere Methode – die Innenschau in der Rückführung – wird in der Folge erklärt werden.

INNENSCHAU UND RÜCKFÜHRUNG

Es ist sinnvoll, von dieser Methode erst Gebrauch zu machen, wenn wir bereits etwas Erfahrung mit den zuvor beschriebenen Atemtechniken, Entspannungs- und Loslassübungen, körperorientierten Dehnungsübungen und Meditationsmethoden gewonnen haben.

Innenschau-Übung im Liegen: Diese Übung kann nur bedingt allein durchgeführt werden. Es ist besser, man macht sie zusammen mit einem Partner. Eine Person geht in die Innenschau, und die andere Person begleitet und führt zurück.

Es ist sinnvoll, eine Innenschau mit Rückführung im Liegen durchzuführen, da zu Beginn eine Tiefenentspannung, wie in Kapitel 1, S. 33ff. beschrieben, durchgeführt wird.

Auf einer nicht zu weichen Liege oder auf eine Decke auf dem Boden legen wir uns bequem hin und decken uns zu. Wir lassen uns nicht von äußeren Geräuschen ablenken und wenden unsere ganze Aufmerksamkeit nach innen.

1. Tiefenentspannung: Die begleitende Person setzt sich auf einen Stuhl neben die liegende Person und leitet diese mit einer Tiefenentspannung an. Dazu kann der Text der Tiefenentspannung (Du-Form) verwendet werden.

2. Rückführung: Nach der Tiefenentspannung beginnt die begleitende Person mit der Rückführung. Bei der Rückführung bewegen wir uns mit unserem Bewusstsein in die Vergangenheit. Die rückgeführte Person kann der begleitenden Person bei jeder zeitlichen Station etwas erzählen, wenn sie will, insbesondere, wenn sie unangenehme Gefühle wahrnimmt.

Angenommen, die liegende Person ist 40 Jahre alt. Dann kann die begleitende Person die Rückführung mit folgenden Worten einleiten:

> »Erinnere dich an die zurückliegenden Ereignisse aus deinem Leben. Wenn du etwas mitteilen willst, was du erlebt hast, dann sprich es einfach aus.«

> »Du bist jetzt 30 Jahre alt. Kannst du etwas wahrnehmen?«
(Die rückgeführte Person erzählt etwas oder eine halbe Minute Pause)

> »Du bist jetzt 20 Jahre alt. Kannst du etwas wahrnehmen?«
(Die rückgeführte Person erzählt etwas oder eine halbe Minute Pause)

> »Du bist jetzt 15 Jahre alt. Kannst du etwas wahrnehmen?«
(Die rückgeführte Person erzählt etwas oder eine halbe Minute Pause)

> »Du bist jetzt zehn Jahre alt. Kannst du etwas wahrnehmen?«
(Die rückgeführte Person erzählt etwas oder eine halbe Minute Pause)

> »Du bist jetzt fünf Jahre alt. Kannst du etwas wahrnehmen?«
(Die rückgeführte Person erzählt etwas oder eine halbe Minute Pause)

> »Du bist jetzt ein Kleinkind. Kannst du etwas wahrnehmen?«
(Die rückgeführte Person erzählt etwas oder eine halbe Minute Pause)

> »Du bist jetzt ein Baby. Kannst du etwas wahrneh-
men?«
(Die rückgeführte Person erzählt etwas oder eine
halbe Minute Pause)

> »Du wirst jetzt geboren. Kannst du etwas wahrneh-
men?«
(Die rückgeführte Person erzählt etwas oder eine
halbe Minute Pause)

> »Du bist jetzt im Bauch deiner Mutter. Kannst du
etwas wahrnehmen?«
(Die rückgeführte Person erzählt etwas oder eine
halbe Minute Pause)

Zwischenbemerkung: Die Rückführung muss nicht
unbedingt immer in ein früheres Leben führen. Wenn
die rückgeführte Person an einem Schauplatz in diesem
Leben, z.B. in der Jugend oder Kindheit, etwas anzuschauen hat und dort intensive Gefühle vorfindet, so
kann man in der Innenschau in dem Zeitbereich bleiben, und die rückgeführte Person kann erzählen, was
sie dort erlebt hat, um das Geschehene im Nachhinein
zu verarbeiten.

Die begleitende Person sollte keine suggestiven Be-
merkungen machen, sondern möglichst nur Fragen stellen. Wenn die rückgeführte Person ein negatives Gefühl
beschreibt, kann die begleitende Person sie z.B. fragen:
»Wo ist das passiert?« oder »Wer war noch dabei?« oder
»Wie hat dein Vater, oder deine Mutter darauf reagiert?«
Unangenehme Gefühle bleiben hängen in Bezug auf Situationen in der Familie, in der Schule oder in einer Beziehung.

Wenn ein unangenehmes Gefühl auftaucht, z.B. Angst,
Schmerz, Trauer oder Wut, so kann die zurückgeführte

Person davon erzählen, tief durchatmen und das Gefühl loslassen und transformieren.

Die begleitende Person kann die rückgeführte Person bei der Verarbeitung von unangenehmen Gefühlen oder empfundenen Schmerzen unterstützen, z.B. mit den Worten: »Atme einfach tief durch und lass den Schmerz (oder die Angst, Wut, Trauer) los.«

Wenn in diesem Leben keine Situationen angeschaut werden müssen, die ein Trauma zurückgelassen haben, gehen wir in der Zeit weiter zurück. Die begleitende Person fährt dann fort mit den Worten:

> »Jetzt ist es 1950. Kannst du etwas wahrnehmen?«
> (Die rückgeführte Person erzählt etwas oder eine halbe Minute Pause)

> »Jetzt ist es 1940. Kannst du etwas wahrnehmen?«
> (Die rückgeführte Person erzählt etwas oder eine halbe Minute Pause)

Man kann auch größere Schritte zurück in die Vergangenheit machen oder gezielt einen bestimmten historischen Schauplatz oder ein Land aufsuchen.

> »Jetzt sind wir im Jahr 1800. Kannst du etwas wahrnehmen?«
> (Die rückgeführte Person erzählt etwas oder eine halbe Minute Pause)

> »Jetzt sind wir im Jahr 1700. Kannst du etwas wahrnehmen?«
> (Die rückgeführte Person erzählt etwas oder eine halbe Minute Pause)

> »Jetzt sind wir im Jahr 1600. Kannst du etwas wahrnehmen?«
> (Die rückgeführte Person erzählt etwas oder eine halbe Minute Pause)

Mit diesen Formulierungen kann man immer weiter in der Zeit zurückgehen. Eine Rückführung kann auch mehrere Jahrtausende zurückreichen oder sogar noch weiter zurück zu längst versunkenen Kulturen wie Atlantis, aber erst mal sollte man die »jüngere« Vergangenheit ausleuchten. Das geht natürlich nicht in einer Sitzung, sondern ist ein Erkenntnis- und Transformationsprozess, der sich über einen längeren Zeitraum hinzieht.

Es ist zunächst auch nicht von Bedeutung, zu welcher genauen vergangenen Zeit die Rückführung hinführt. Entscheidend ist, dass die rückgeführte Person eine Wahrnehmung macht, die sie nicht Ereignissen aus diesem Leben zuordnen kann. Da kann man dann ansetzen und verweilen, um den Schauplatz genau wahrzunehmen.

Es ist auch sehr unterschiedlich, wie rückgeführte Personen weit zurückliegende Ereignisse wahrnehmen. Manche erschauen innere Bilder, die sie nur erzählen müssen, aber wichtiger als irgendwelche inneren Filme sind authentische Gefühle, die während der Innenschau hochkommen. Wenn es sich um unangenehme Gefühle wie Angst, Wut oder Schmerz handelt, so geht von ihnen eine energetische Blockierung aus, und die wollen wir auflösen, um den Glücksstrom in uns zu verstärken. Das primäre Ziel der Innenschau ist es, innerseelische Blockaden zu lösen und traumatische Erfahrungen zu verarbeiten, und nicht, irgendwelche belanglosen Einzelheiten mitzuteilen, die keinen Bezug zur aktuellen Befindlichkeit der zurückgeführten Person haben.

Die Erinnerung genauer eingrenzen: Wenn die rückgeführte Person an unangenehme Gefühle oder an

Schmerzen herankommt, ist es schon sinnvoll, den Kontext bzw. den Schauplatz näher anzuschauen. Hier kann die begleitende Person durch weitere Fragen dazu anregen, genauer hinzuschauen:

> »Kannst du sehen, wo du jetzt bist? Beschreibe den Ort oder den Raum, wo du dich jetzt aufhältst.«
> »Kannst du sehen, wer alles dabei ist?«
> »Was genau ist passiert?«
> »Wie bist du in diese Situation gekommen?«

Es ist möglich, dass eine rückgeführte Person während der Innenschau einen Schmerz im Körper genau lokalisieren kann und sich z.b. erinnert, dass ihr ein Messer in den Bauch oder in die Brust gerammt wurde oder dass ihr der Kopf abgeschlagen wurde. Wenn solche Erlebnisse hochkommen, ist es sehr hilfreich, in den Schmerz hineinzuatmen und ihn auf diese Weise loszulassen. Es kann auch passieren, dass die rückgeführte Person weinen muss und von der begleitenden Person dann getröstet werden sollte. Es ist sinnvoll, immer auch Papiertaschentücher bereitzuhalten, um die Tränenladung loszuwerden. Wenn eine Stelle am Körper schmerzt, kann die rückgeführte Person dort auch ihre Hände auflegen.

Nach einer halben bis einen Stunde sollte ein Schauplatz so weit ausgeleuchtet sein, dass wir uns wieder auf den Weg in die Gegenwart machen.

Die Rückführung in die Gegenwart: Eine Innenschau sollte nicht abrupt abgebrochen werden. Zwar findet die hier beschriebene Methode bei vollem Bewusstsein der rückgeführten Person statt, aber es sind sensible innerseelische Bereiche geöffnet worden, und so sanft und behutsam, wie wir uns diesen Bereichen genähert haben, wollen wir sie auch wieder zurücklassen.

Wir sollten alle uns zur Verfügung stehende Liebe und Gedankenkraft einsetzen, um den zugänglich gemachten und geöffneten Seelenbereich an unser Wachbewusstsein anzuschließen. Auf dem Weg zurück in die Gegenwart kann die begleitende Person die folgenden Worte verwenden, je nachdem, wie weit zurück wir geschaut haben, zum Beispiel:

> »Jetzt sind wir im Jahr 1600.« (Zehn Sekunden Pause)
> »Jetzt sind wir im Jahr 1700.« (Zehn Sekunden Pause)
> »Jetzt sind wir im Jahr 1800.« (Zehn Sekunden Pause)
> »Jetzt sind wir im Jahr 1900.« (Zehn Sekunden Pause)
> Jetzt sind wir im Jahr 1950.« (Zehn Sekunden Pause)
> »Jetzt bist du im Bauch deiner Mutter.« (Zehn Sekunden Pause)
> »Du wirst jetzt geboren.« (Zehn Sekunden Pause)
> »Du bist jetzt ein Baby.« (Zehn Sekunden Pause)
> »Du bist jetzt fünf Jahre alt.« (Zehn Sekunden Pause)
> »Du bist jetzt zehn Jahre alt.« (Zehn Sekunden Pause)
> »Du bist jetzt 20 Jahre alt.« (Zehn Sekunden Pause)
> »Du bist jetzt 30 Jahre alt.« (Zehn Sekunden Pause)
> »Du bist jetzt 40 Jahre alt.« (Zehn Sekunden Pause)
> »Jetzt sind wir wieder in der Gegenwart. Du kannst deine Augen wieder öffnen.«

Die rückgeführte Person sollte sich ruhig noch ein bisschen Zeit nehmen und liegen bleiben, bevor sie wieder aufsteht und das Leben etwas befreiter und glücklicher im Jetzt weitergeht.

Nachwirkungen: Wenn wir nach einer Innenschau ein traumatisierendes Ereignis wie zum Beispiel eine schwere körperliche oder seelische Verletzung oder einen gewaltsamen Tod erinnert haben, sind die physische und psychische Verarbeitung der Erinnerung mit der Innenschau natürlich noch nicht abgeschlossen. In den Tagen danach werden vielleicht bestimmte Körperstellen, die von der alten Verletzung betroffen waren, Schmerzen verursachen, oder heftige Gefühle werden unseren Körper durchströmen. Es kann auch sein, dass wir danach intensive Träume haben, in denen wir auf seelischer Ebene das Erinnerte weiter verarbeiten.

Bei dem Transformationsprozess, der einer Innenschau folgt, werden uns die bisher erlernten Atemtechniken und körperorientierten Methoden behilflich sein, das Erinnerte zu verarbeiten und die damit verbundenen Blockaden in unserem Energiesystem aufzulösen. Es ist auch ratsam, mit Menschen, denen wir vertrauen und die ein spirituelles Bewusstsein entwickelt haben, über das Erfahrene zu sprechen und es auch damit weiter zu verarbeiten.

Rückführungen unter Hypnose

Es gibt auch Reinkarnationstherapeuten, die ihre Klienten unter Hypnose in ein früheres Leben zurückführen. Zwar sind die dabei gewonnenen Informationen oft recht spektakulär, weil eine Vielzahl von überprüfbaren

Informationen dabei gesammelt werden, aber der Rückgeführte hat davon nur einen geringen eigenen Nutzen für seine spirituelle Transformation, denn er weiß meistens nach dem Aufwachen aus dem Zustand der Hypnose nicht mehr, was er während der Rückführung unter Hypnose gesehen bzw. wahrgenommen hat. Ich bin daher kein Freund von Rückführungen unter Hypnose und ziehe es vor, den Menschen einen bewussten Zugang zu ihrer Seelenvergangenheit zu verschaffen, denn so können die Menschen das Erlebte auch bewusst verarbeiten, und auf diese Weise können damit verbundene energetische Belastungen und Blockaden gelöst werden.

5. ENERGIEZENTREN UND QUANTENHEILUNG

DIE ENERGIEZENTREN – CHAKRAS

Jeder, der bereits eine gewisse Zeit mit spirituellen Transformationsmethoden Erfahrungen gesammelt hat, wird nach einer Weile feststellen, dass es besondere Bereiche des Körpers gibt, an denen sich die Lebensenergie konzentriert. Neben den Energieleitbahnen, den Aku-

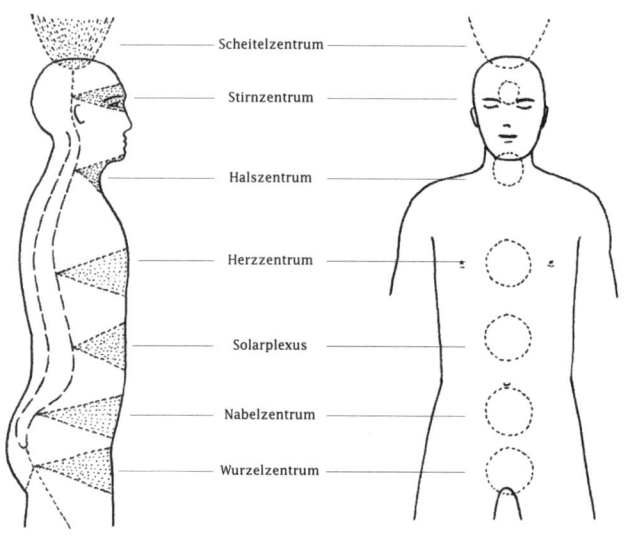

Scheitelzentrum

Stirnzentrum

Halszentrum

Herzzentrum

Solarplexus

Nabelzentrum

Wurzelzentrum

punkturmeridianen, die aus der traditionellen chinesischen Medizin bekannt sind und mit denen wir uns im Zusammenhang mit den Dehnungsübungen beschäftigt haben, existieren im menschlichen Körper sieben Hauptenergiezentren, in denen die vitale Quantenenergie der Biophotonen verwirbelt und über den ganzen Körper verteilt wird. In östlichen Weisheitslehren werden sie als Chakras bezeichnet. Nachstehende Abbildung zeigt eine Seiten- und eine Frontalansicht.

Es sind das Wurzel- und Nabelzentrum, der Solarplexus, das Herz-, das Hals-, das Stirnzentrum oder dritte Auge und das Scheitelzentrum. Die Energiewirbel der Chakras entfalten sich kegelförmig von der Wirbelsäule zur Körpervorderseite. Beim Scheitelzentrum erfolgt die Abstrahlung nach oben zur Schädeldecke.

Gestaute Energie durch Wirbelverschiebungen

Damit sich der Energiekanal zwischen Energiezentren entfalten kann, ist nicht nur die Öffnung der Akupunkturmeridiane von Bedeutung, sondern auch eine gerade Haltung mit nicht verkrümmter Wirbelsäule.

Daher haben wir bei einigen Übungen, insbesondere bei der stillen Meditation, großen Wert auf eine aufrechte Haltung gelegt, damit die Wirbelsäule gerade ist und keine Verschiebungen zwischen einzelnen Wirbeln auftreten, die zu einem Stau im Energiefluss der Essenzelektronen führen können. Bei vielen Menschen bestehen solche Verschiebungen zwischen einzelnen Wirbeln, teils bedingt durch Fehlhaltungen in der Kindheit und Jugend in diesem Leben, zum Teil schicksalsbedingt durch in früheren Leben entwickelte Traumata und bereits im frühen physischen Entwicklungsstadium ausgebildet. Solche Störungen in der Wirbelsäule können durch bewusste aufrechte Haltung oder durch geeignete chiropraktische Methoden korrigiert werden.

Aufgaben der Chakras

Jedes der sieben Hauptenergiezentren hat besondere Aufgaben für die Organisation unserer Lebensprozesse.

1. Wurzelzentrum

Gesunde Funktion: Das Wurzelzentrum befindet sich in der Leistengegend zwischen After und den Geschlechtsteilen sowie am Ende des Steißbeins. Hauptfrequenzbereich der Biophotonen ist hier die Farbe Rot (im Bereich des sichtbaren Lichts) und wie bei allen anderen Zentren vielfache Frequenzwerte der sichtbaren Farbe. Das Wurzelzentrum hat die Aufgabe, den Körper mit dem Boden zu verbinden (Erdung) und ein harmonisches Verhältnis zur Materie zu vermitteln.

Gestörte Funktion: Ein geschwächtes oder stark blockiertes Wurzelzentrum deutet auf die Speicherung von negativen Gefühlen wie Existenzangst oder Ängsten, den Boden unter den Füßen zu verlieren. Oft resultieren daraus Schwierigkeiten, die eigenen materiellen Bedürfnisse zu befriedigen, z.B. ein gestörtes Verhältnis zu Geld oder Probleme, den eigenen Lebensunterhalt zu bestreiten, auch Geiz oder die Neigung, sich und anderen nichts zu gönnen. Auch Verwahrlosung auf der körperlichen Ebene, mangelhafte Hygiene oder ärmliche Kleidung, schlechte und unausgeglichene Ernährung sind Anzeichen für ein Wurzelzentrum mit Unterfunktion. Eine starke Störung der Funktion des Wurzelzentrums führt auch zu einem gedämpften Energiefluss von Bioplasma durch die Beine bis hin zu den Füßen. Blockaden sitzen dann häufig auch an den Innenseiten der Oberschenkel oberhalb des Knies, im Knie selbst und in den Fußknöcheln.

2. Nabelzentrum

Gesunde Funktion: Das Nabelzentrum liegt einige Zentimeter unterhalb des Bauchnabels. Die Frequenz der ausgetauschten Lichtteilchen entspricht der Farbe Orange. Das Nabelzentrum steuert die Funktion der sexuellen Drüsen, also Eierstöcke, Prostata und Hoden. Das Nabelzentrum ist außerdem das Sammelbecken für Bioplasma, also für Lebensenergie.

Gestörte Funktion: Aufgestaute, nicht ausgedrückte Gefühle wie z.B. Wut führen zu einer Störung des Nabelzentrums. Viele individuelle und zwischenmenschliche Probleme nehmen hier ihren Ausgangspunkt, sexuelle Probleme oder emotionale Abhängigkeiten, Menstruationsbeschwerden, Eifersucht, Nichtmögen des eigenen Körpers, mangelndes Selbstwertgefühl. Aber auch das exzessive Ausleben von Sexualität führt zu einer Schwächung des Nabelzentrums und dadurch in der Folge zur Absenkung der Vitalität und zur Beschleunigung von Alterungsprozessen.

3. Sonnengeflecht

Gesunde Funktion: Das Sonnengeflecht oder Solarplexus liegt etwa eine Handbreit über dem Bauchnabel. Die Vorzugsfarbe der Lichtteilchen ist hier Gelb. Dieses Energiezentrum hängt zusammen mit der Bauchspeicheldrüse. Im Sonnengeflecht wird die Lebensenergie, die im Nabelzentrum gespeichert wird, durch die Tat nach außen zielgerichtet und kreativ eingesetzt. Im Körper werden die Verwertung von Nahrungsmitteln und die Ausscheidung von Stoffwechselabfällen (Verdauung) durch das Sonnengeflecht gesteuert.

Gestörte Funktion: Aggression und Kämpfen sind die Schattenseiten des Sonnengeflechts. So fließt die kreative Lebenenergie zerstörerisch nach außen. Auch überzogenes Machtstreben und die Missachtung des freien Willens der Mitmenschen sind Ausdruck einer unausgewogenen Solarplexusfunktion. Ist die Funktion des Sonnengeflechts stark vermindert, so liegt das an den hier gespeicherten und verdrängten Gefühlen wie Hilflosigkeit, Passivität, Opferhaltungen, mangelndem Durchsetzungsvermögen.

4. Herzzentrum

Gesunde Funktion: Im Herzzentrum tauschen die Elektronen im Bereich des sichtbaren Lichts vorwiegend grüne Lichtteilchen aus. Das Herzzentrum korrespondiert mit der Thymusdrüse, deren Funktion für das körpereigene Immunsystem für die Abwehr von Viren und anderen Krankheitserregern von Bedeutung ist. Im zwischenmenschlichen Bereich vermittelt das Herzzentrum die liebevolle Begegnung mit anderen Menschen und allgemein eine von Liebe bestimmte und getragene Einstellung zu allen Wesen und der gesamten Schöpfung.

Das Herzzentrum ist für das Energiesystem des Menschen von zentraler Bedeutung, da es genau in der Mitte des siebenzentrigen Energiekanals liegt. Das Herzzentrum vermittelt daher auch zwischen den drei unteren, materiell orientierten Energiezentren und den drei oberen, geistig orientierten Energiezentren.

Gestörte Funktion: In einem gestörten Herzzentrum nisten sich Minderwertigkeitsgefühle, Misstrauen und Hass gegenüber sich selbst und anderen, aber auch Trauer, Einsamkeit, Öde und Lieblosigkeit ein. Auch das weitverbreitete Burn-out-Syndrom steht im Zusammenhang mit einem gestörten Herzzentrum. Es bestehen Probleme, anderen Menschen und Lebewesen liebevoll und offen zu begegnen. Auch die Fähigkeit, Liebe von außen, von anderen Menschen anzunehmen, verkümmert durch ein gestörtes Herzzentrum. Durch verschlossene Herzen fügen sich Menschen sehr viel Leid zu, weil die Fähigkeit, Mitgefühl zu empfinden, dadurch verloren geht.

Eine starke Blockade des Herzzentrums kann bei Vorliegen weiterer Risikofaktoren auch zu Erkrankungen wie Herzinfarkt und Lungenkrebs führen.

5. Halszentrum

Gesunde Funktion: Die bevorzugte Farbe im Bereich des Halszentrums ist Türkis. Auf der physischen Ebene hängt das Halszentrum mit der Schilddrüse zusammen. Auch alle Atmungsorgane werden vom Halszentrum mitgesteuert. Auf der mentalen Ebene ist das Halszentrum zuständig für eine klare verbale Kommunikation. Die Fähigkeit des freien und ungehemmten Aussprechens und die Selbstdarstellung nach außen gehören zu den Qualitäten dieses Energiezentrums.

Gestörte Funktion: Wenn das Halszentrum nicht voll geöffnet ist, hat ein Mensch Schwierigkeiten, seine Bedürfnisse, seine Gefühle und Wahrnehmungen nach außen klar mitzuteilen. Angst, sich anderen Menschen zu zeigen und mitzuteilen, Schüchternheit und Lampenfieber gehören zu den Schwächen eines unentwickelten

Halszentrums – der sprichwörtliche Kloß im Hals zählt auch dazu. Gefühle hinunterschlucken und hinunterwürgen – das ist ein Mechanismus, der zu einer Blockierung des Halszentrums führt.

6. Stirnzentrum

Gesunde Funktion: Das Stirnzentrum, auch drittes Auge genannt, liegt etwa zwischen den Augenbrauen, und ihm entspricht im Bereich des sichtbaren Lichts die Farbe Dunkelblau. Die Hypophyse ist die Hormondrüse, die mit dem Stirnzentrum in Verbindung steht. Hier ist der Sitz von Kreativität, Genialität, Virtuosität und Vision. Wenn das Stirnzentrum aktiviert wird, kommt es zu einer Klärung des Bewusstseins, und die Elektronen fangen an, Photonenfrequenzen miteinander auszutauschen, die über der Frequenz der Gedanken liegen. Dadurch werden auch intuitive Fähigkeiten wie Hellsehen und Präkognition entwickelt. Es kann bei Übung der stillen Meditation eine reine gedankenfreie Klarheit des Geistes erreicht werden. Wenn das Stirnzentrum sich zu öffnen beginnt, entsteht erst ein Druck hinter den Augenbrauen und sukzessive ein angenehmes Prickeln und Sprühen. Hier entstehen die ersten Glücksfunken, die in der Folge weiter aufsteigen und dabei helfen, unser Himmelstor, das Scheitelzentrum, zu öffnen.

Die Ebene des Stirnzentrums bringt den Menschen auch in Verbindung mit Erfahrungen aus früheren Verkörperungen, und er lernt, diese Erfahrungen über das Stirnzentrum in sein Bewusstsein zu integrieren. In Verbindung mit einem reinen und warmen Herzen ist es auch das Zentrum intuitiver Fähigkeiten wie Hellsehen und vermittelt bereits das kosmische Bewusstsein, das alles mit allem verbunden ist.

Bei geöffnetem Stirnzentrum entsteht ohnehin eine innere Freiheit und Erhabenheit über den gesamten mentalen und emotionalen Bereich. Wenn wir uns bewusstseinsmäßig auf dieser Ebene verankern, kann uns nichts mehr »umhauen«.

Gestörte Funktion: Die beschriebenen spirituellen Funktionen des Stirnzentrums sind bei den meisten Menschen noch kaum oder gar nicht entfaltet. Ohne spirituelle Transformationsmethoden – insbesondere des Übens der stillen Meditation – sind eine Entfaltung und Öffnung dieses Zentrums auch nicht zu erreichen.

7. Scheitelzentrum

Gesunde Funktion: Das Scheitelzentrum sitzt am höchsten Punkt des Kopfes. In der Schwingungsoktave des sichtbaren Lichts entspricht das Scheitelzentrum der Farbe Violett. Die körperliche Entsprechung des Scheitelzentrums ist die Epiphyse. In ihm können die Elektronen durch den Austausch von hochfrequenten Lichtteilchen die höchste mögliche Schwingung erreichen und damit den Prozess in Gang setzen, der als Erleuchtung bereits physikalisch beschrieben wurde. Dieser Bewusstseinszustand geht über das kosmische Bewusstsein noch hinaus und eröffnet auch den Zugang zum Hyperraum – zum Himmel. Mit der Erleuchtung ist eine wichtige Etappe zur Wiedererlangung allumfassender Unsterblichkeit erreicht. Eine gleißende Flamme immerwährenden Glücks ist im geöffneten Scheitelzentrum entzündet. Der Anschluss an die Quelle allen Seins im Hyperraum ist geschafft – ein für alle Mal. Bei weiterer Entfaltung kann der gesamte Körper von dieser hochfrequenten Lichtflamme ergriffen werden und die vollständige Befreiung und Bewegungsfreiheit erzielt werden, mit der Möglichkeit des Übergangs in den Hyperraum – gleichzusetzen mit einer Himmelfahrt.

Durch die bereits erlernten und angewendeten Methoden werden wir vielleicht schon gespürt haben, dass es diese Energiezentren tatsächlich gibt. Wenn wir unser volles Glückspotenzial entfalten wollen, ist es von Bedeutung, diese Energiezentren zu aktivieren, damit der Glücksstrom durch unseren Körper stärker wird. Hier können wir mit einfachen Mitteln, nämlich unseren eigenen Händen, eine stärkere Anregung der Energiezentren bewirken.

AKTIVIERUNG DER CHAKRAS MIT HANDBEWEGUNGEN

Über unsere Handinnenflächen können wir effektiv Bioplasma abstrahlen und übertragen. Wenn wir unsere Chakras aktivieren wollen, können wir dies mit unserer Handinnenflächen unterstützen.

Die Übungsausführung: Dazu führen wir unsere Handinnenflächen in einigen Zentimetern Abstand über unsere Körpervorderseite in Höhe eines Chakras. Wir kreisen dabei mit den Handinnenflächen über zwei benachbarte Chakras – unsere Hände beschreiben dabei einen Kreis von fünf bis zehn Zentimetern Durchmesser. Wenn wir diese Übung ein bis zwei Minuten durchführen, kann es sein, dass wir ein angenehmes Prickeln in den Handinnenflächen und in den Chakras spüren. Auf diese Weise können wir die Chakras aktivieren und einen Energiewirbel anfachen. Diese Übung können wir an allen sieben Hauptenergiezentren durchführen.

Diese Anwendung ist natürlich auch als Partnerübung geeignet, indem wir einem anderen Menschen dabei behilflich sind, sein Energiesystem zu aktivieren. Egal, ob als Einzel- oder Partnerübung, kann diese Anwendung sowohl im Stehen, im Sitzen oder im Liegen durchgeführt werden. Es empfiehlt sich für jedes Zentrum eine Übungsdauer von ein bis zwei Minuten.

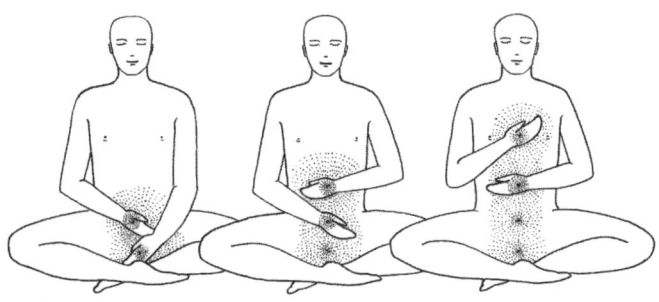

VON DER ZWEIPUNKT- ZUR NULLPUNKT-METHODE

Wenn wir durch die vorangegangenen Kapitel gelernt haben, die Biophotonenkonzentration in unserem Körper zu erhöhen und damit auch unserem Bewusstsein auf die »Quanten«-Sprünge geholfen haben, können die folgenden Quantenheilungsmethoden sehr effektiv eingesetzt werden.

Je höher das Vitalitätsniveau, über das wir verfügen, umso stärker ist auch unser Selbstheilungspotenzial. Vor allem, wenn wir es geübt und gelernt haben, in der stillen Meditation die Position eines unbeteiligten Beobachters einzunehmen, um damit den Gedankenstrom zu beruhigen, werden wir eine Energiebündelung in uns bewirken. Mit höherer Energiedichte sind auch bessere Selbstheilungsergebnisse zu erreichen.

Wenn wir einen Bewusstseinszustand einnehmen können, bei dem wir möglichst frei von Gedanken sind, und sich das Glücksflämmchen in unserer Hypophyse entzündet und zum Scheitel aufsteigt, können wir erfolgreich Methoden zur Quantenheilung an uns selbst und anderen anwenden.

Die Zweipunktmethode

In der aktuellen Literatur zur Quantenheilung wird zur Selbstheilungsbehandlung die Zweipunktmethode beschrieben. Ausgehend von dem Glücksgefühl, das wir durch die stille Meditation erzeugen können, legen wir eine Hand oder einige Finger auf einen Punkt an der Körperoberfläche, den wir behandeln wollen, und die andere Hand bzw. einige ihrer Finger auf eine andere Stelle des Körpers. In der Heilersprache ist das die Triangulation. Wir verbinden die Glücksflamme in unserem Bewusstsein mit den zwei Punkten, die wir mit unseren Händen berühren, und dadurch entsteht ein Energiefluss von Bioplasma, der dazu führt, dass das Bioplasmaniveau der beiden Berührungspunkte angehoben wird.

Das lebendige Biophotonenfeld in unserem Körper enthält alle Informationen, die unser Körper braucht, um an jeder Stelle optimal zu funktionieren, um also gesund zu sein. Wenn eine Stelle unseres Körpers schmerzt oder wir den Eindruck haben, dass dieser Körperbereich energetisch unterversorgt ist, wird auf diese Weise wieder Bioplasmaenergie zugeführt, und dieser Körperbereich kann besser reguliert werden. Manche Beschwerden wie Kopf- und Gliederschmerzen, Verspannungen und emotionale Lasten oder Übelkeit im Bauchbereich können auf diese Weise einfach und erfolgreich behandelt werden.

Die Einpunktmethode

Es geht aber auch noch viel einfacher. Vorausgesetzt, wir haben eine höhere Biophotonenkonzentration in uns generiert, können wir auch die Einpunktmethode anwenden. Dabei legen wir die linke Hand mit der Innenfläche auf unser Herzchakra. Mit der rechten Hand berühren wir eine Körperstelle, die wir behandeln wollen. Das kann eine Stelle unseres Körpers oder eine zu behandelnde Stelle bei einem anderen Menschen sein. Dadurch, dass wir unsere linke Hand auf das Herzchakra gelegt haben, wird das Nebenzentrum in unserer Handfläche ständig weiter aufgeladen. Es ist nämlich sehr effektiv, die Bioplasmaenergie direkt über ein Chakra aufzunehmen – am besten über das Herzchakra, da es in der Mitte der sieben Hauptenergiezentren liegt.

Über unsere Arme entsteht so ein Kreislauf aus Bioplasmaenergie, die vom Herzen ausgestrahlt wird. Wir sollten uns auch von der egozentrisch geprägten Haltung, dass wir etwas heilen, freimachen.

Was uns heilt, ist das allgegenwärtige Quantenfeld, das aus der unerschöpflichen Quelle ELI im Hyperraum gespeist wird. Und wenn wir uns durch Meditation mit diesem Quantenfeld verbinden, indem wir unseren Gedankenstrom verringern, werden wir von diesem Quantenfeld durchdrungen und aufgeladen. So werden wir zum Kanal für die heilenden Kräfte dieses Quantenfeldes – zum Segen für uns selbst und für andere.

Die Nullpunktmethode

Die allereinfachste Methode zur Quantenheilung ist die Nullpunktmethode, bei der wir gar keine Stelle an unserem oder einem anderen Körper berühren brauchen. Wir gehen nur von unserem reinen Bewusstsein aus. Wenn die Bioplasmaflamme in der Hypophyse schon gezündet hat, stellen wir uns vor, dass das Licht und die Energie dieser Flamme überall hingelangen. Diejenigen, die das Flämmchen noch nicht spüren können, konzentrieren sich auch auf ihr Herzchakra, denn dort ist immer Lebensenergie, solange wir leben.

Wir brauchen uns dabei nur den Ort vorzustellen, wo diese Energie hinfließen soll, und schon ist sie dort. Wenn wir uns diesen Ort an der Stelle vorstellen, wo wir in uns die größte Licht- und Energiemenge wahrnehmen, dann fließt diese Energie auch an den Ort, wo wir sie uns hinwünschen. Zwei Partner, die sich lieb haben, kennen das und haben es schon oft erlebt. Wenn sie an den Partner denken, beginnt sofort die Energie stärker zu fließen. Dieser wohlige Strom vermittelt uns das Gefühl der Liebe – es ist Biophotonenenergie.

Je nach unserer individuellen spirituellen Entfaltung gibt es immer ein Chakra, in dem die Energie am stärksten ist. Von dort verbinden wir uns in unserem Bewusstsein mit der Stelle, die wir heilen wollen. Das ist die Nullpunktmethode.

Wir können die Nullpunktmethode auch in Verbindung mit einem Symbol anwenden. Dazu betrachten wir einfach ein Symbol wie zum Beispiel das ELI-Symbol oder die Urwort-Matrix, während wir in uns einen reinen, gedankenfreien Bewusstseinszustand einnehmen. Und dann verbinden wir in unserer Vorstellung das Symbol mit der Stelle, die wir behandeln wollen.

6. NATÜRLICHE HILFSMITTEL FÜR DIE QUANTENHEILUNG

KRISTALLE UND EDELSTEINE

Seit alters her üben Kristalle und Edelsteine eine große Faszination auf uns Menschen aus. Dies liegt an ihrer Schönheit, aber auch an ihrer Seltenheit. So wurden schon in lange vergangenen Zeitaltern und in der Antike Kristalle und Edelsteine verwendet, um den Geist zu reinigen und eine innere Klarheit zu gewinnen. Ein reiner Bergkristall zum Beispiel vermittelt aufgrund seiner regelmäßigen Form einen geordneten und heilen Idealzustand, nach dem wir uns alle sehnen und den wir in unseren Bemühungen um spirituelle Transformation anstreben. Die Erkenntnisse der modernen Physik bestätigen diese rein intuitiven Empfindungen, die wir haben, wenn wir einen Kristall oder Edelstein betrachten. Denn heute wissen wir, dass die Atome, aus der alle Materie aufgebaut ist, in Kristallen in regelmäßiger und geordneter Form angeordnet sind.

Von energetisierender Wirkung

Menschen, die eine Weile mit Edelsteinen und Kristallen umgegangen sind und diese auf den Körper auflegen, insbesondere auf die Chakras, haben die Erfahrung gemacht, dass sie dadurch den Energiefluss im Körper erhöhen können. Als ich vor 25 Jahren begann, die Kristalle und Edelsteine als Hilfsmittel für die spirituelle Transformation zu verwenden, gab es noch keine physikalischen Modellvorstellungen, mit denen ihre spürbare energetisierende Wirkung hätte beschrieben werden können.

Den Schlüssel zum physikalischen Verständnis der energetisierenden Wirkung kristalliner Strukturen fand ich in den Ergebnissen der modernen Biophysik. In biologischen Organismen existieren kohärente elektromagnetische Strahlungsfelder – eben die Biophotonen – welche die chemischen Stoffwechselprozesse in den Zellen steuern. Was hat das mit Kristallen zu tun? Ganz einfach – wenn Lichtteilchen, im Allgemeinen die Photonen, in einen Kristall eindringen, können sie an den regelmäßigen und parallel zueinander angeordneten Atomlagen im Inneren des Kristalls reflektiert werden. Dabei werden die Photonen, die in der Quantenphysik auch als Wellen betrachtet werden können, geordnet. Bevor die Photonen in den Kristall hineinstrahlen, sind sie normalerweise inkohärent, das heißt, dass ihre Wellenberge und Wellentäler zueinander nicht gleich ausgerichtet sind. Es ist so, wie wenn man eine bewegte Wasserfläche beobachtet, zum Beispiel auf dem Meer oder auf einem See. Das Wellenbild ist völlig chaotisch und unregelmäßig. Im Inneren des Kristalls wird ein Teil der Photonen jedoch geordnet. Jetzt liegen Wellenberg auf Wellenberg und Wellental auf Wellental. Dadurch entstehen kohärente Photonen, und diese haben dann die gleichen Eigenschaften wie die kohärenten Biophotonen in unseren Zellen. Wenn wir also kristalline Strukturen wie zum Beispiel Bergkristall oder Edelsteine auf unseren Körper auflegen, versorgen uns die Steine mit kohärenten Biophotonen, wodurch die Biophotonenkonzentration in unserem Körper ansteigen kann.

Der Einfluss der Sonne

So bilden sich in kristallinen Strukturen kohärente stehende Wellen mit ähnlichen Eigenschaften wie die kohärenten Biophotonen in unseren Zellen. Das hochgeordnete Photonenfeld in Kristallen und Edelsteinen kann uns umso besser mit kohärenten Photonen versorgen, je stärker von außen Energie in Form inkohärenter Photonen zugeführt wird. Diese Energie wird im sichtbaren Bereich der Photonen durch das Tageslicht zugeführt. Unsere Sonne versorgt uns auf der Erde mit allen Photonenfrequenzen, die für das Leben auf der Erde benötigt werden. Es ist also vernünftig, Kristalle und Edelsteine möglichst nicht im Dunkeln unter Verschluss zu halten, sondern ihnen möglichst viel Licht, am besten in Form von direkter Sonnenstrahlung, zukommen zu lassen. So wird ein Teil dieser von der Sonne eingestrahlten Lichtenergie durch die Kristalle veredelt, das heißt, in kohärente Photonen umgewandelt.

Wird ein Kristall oder Edelstein über längere Zeit direkter Sonnenstrahlung ausgesetzt, so werden die Elektronen in den Kristallatomen regelrecht darauf programmiert, diese Photonen zu empfangen und wieder abzustrahlen. Aus einigen Elektronenmodellen ist bekannt, dass Elektronen ihre Wechselwirkungen mit Photonen in ihrem Inneren in Form von Lichtmustern abspeichern können.

Diese Information des geordneten Austauschs von

118

Photonen kann durch Auflegen auf die Körperoberfläche auf einen biologischen Organismus übertragen werden. Das ist die naturwissenschaftliche Grundlage der antiken Lithotherapie – des Heilens mit Edelsteinen –, die in den vergangenen Jahrzehnten einen enormen Boom und eine Renaissance erlebt hat.

Von negativer Energie reinigen

Die Lithotherapie hat jedoch auch ihre Schattenseiten, über die man auch Bescheid wissen sollte. So können die Elektronen in den Atomen von Kristallen und Edelsteinen auch Lichtmuster übertragen bekommen, die aus dem Bewusstsein eines biologischen Lebewesens stammen. Gedanken und Gefühle korrespondieren auch mit elektromagnetischen Feldern, die von den Elektronen untereinander aufgebaut werden. In der Konsequenz bedeutet das, dass Kristalle und Edelsteine auch negative Gedanken und Gefühlszustände aufnehmen und abspeichern können.

Deshalb sollten bei der Verwendung von Kristallen und Edelsteinen diese nach jeder Anwendung, das heißt nach jedem Auflegen, energetisch neutralisiert werden. Dies geschieht am besten unter fließendem Wasser. Man kann die Kristalle und Edelsteine nach einer Anwendung am besten auf einen kleinen Teller legen und diesen in ein Waschbecken direkt unter den schwach plätschernden Wasserhahn stellen. Wer die Möglichkeit hat, die Steine im Gartenteich unter einen Springbrunnen oder in einem kleinen Bachlauf zu reinigen, sollte dies natürlich dem Wasserhahn vorziehen. Danach können die Steine wieder im Sonnenlicht aufgeladen werden.

Wenn man diese Grundregeln des Aufladens und Reinigens beachtet, können Kristalle und Edelsteine nicht nur wertbeständige, sondern auch ehrenwerte Begleiter unserer spirituellen Transformation sein.

»Geschwister«-Kristalle

Neben der Notwendigkeit, Kristalle und Edelsteine von mentalen Mustern zu reinigen, gibt es noch einen anderen Effekt, der ihrem Nutzen für die spirituelle Transformation gewisse Grenzen setzt. Wer z.B. auf einer Edelsteinbörse einen Bergkristall oder Amethysten erwirbt, weiß nie, wo die nahen »Verwandten« dieses Kristalls gelandet sind. Solche Kristalle wachsen ja meist in Drusen, kugelförmigen Hohlräumen, in denen sie gemeinsam mit vielen anderen Kristallen aus einer gemeinsamen dichten und heißen flüssigen Ursubstanz herangewachsen sind. Solche miteinander verwandten Kristalle können über große Distanzen hinweg energetische Muster austauschen, und deshalb stellt sich ein gewisser energetischer Gleichgewichtszustand zwischen ihnen allen ein, der verhindert, dass einer der Geschwisterkristalle sich energetisch über den Durchschnitt erhebt. Wenn jetzt einige der Geschwisterkristalle sich an Orten befinden, an denen eine energetische Senke besteht, sind alle Geschwisterkristalle sozusagen energetisch aneinandergekettet, sodass ein gewisser Energiepegel von keinem der Kristallgeschwister überschritten werden kann.

Unter anderem aus diesem Grund habe ich mich vom Gebrauch von Kristallen und Edelsteinen Anfang der 1990er-Jahre erst einmal abgewendet, um nicht in eine Situation zu geraten, die einem weiteren energetischen Anstieg entgegengestanden hätte.

120

Das Einzigartige der Naturdiamanten

Bei einer bestimmten Art von Edelsteinen besteht dieses Risiko der unkontrollierten Fernkopplung an niederenergetische Bereiche jedoch nicht, weil jeder von ihnen einzigartig und unter extremsten Bedingungen bei höchstem Druck und höchster Temperatur in den Tiefen der Erde gewachsen ist – hier ist jetzt die Rede von den Naturdiamanten. Diese wachsen immer als Einkristalle.

Jeder denkt bei Diamanten immer gleich an die teuren und zu wertvollem Schmuck verarbeiteten geschliffenen Diamanten – die Brillanten. Bereits ein Brillant von einem Karat kostet oft schon über 1000 Euro, und daher sind solche Brillanten keine Empfehlung zur Unterstützung der spirituellen Transformation für jedermann. Ein Karat bedeutet beim Diamanten eine Gewichtseinheit und entspricht 0,2 Gramm. Außerdem sind Brillanten schräg zu den Ebenen der regelmäßigen Atomlagen verschliffen, und daher halten sich die Kohärenzeffekte bei Brillanten in Grenzen. Das Beste kommt doch immer aus der Natur, und so verhält es sich auch mit dem Diamanten. Der ungeschliffene Naturdiamant, so, wie er aus der Erde gefördert wird, bietet das höchste Energetisierungspotenzial.

Nun wird jeder einwenden, dass größere Naturdiamanten ja auch nicht gerade kostengünstig sind. Es müssen aber auch keine großen Naturdiamanten sein, sondern es reichen Naturdiamanten mit einer Körnung etwas unter einem Millimeter. Solche kleinen Naturdiamanten werden in großen Mengen gefördert, sind aber für die klassische Schmuckindustrie uninteressant, weil sie zu klein sind, um geschliffen zu werden.

Mit solchen kleinen Naturdiamanten lassen sich die beschriebenen Kohärenzeffekte erzeugen, und aus ihnen können relativ kostengünstige Naturdiamantprodukte mit hoher Karatzahl hergestellt werden.

Dies waren für mich die entscheidenden Gründe, um mich wieder der Lithotherapie zuzuwenden, diesmal aber exklusiv auf der Basis der Verwendung von Naturdiamanten. Heute stehen uns eine Reihe sehr innovativer Naturdiamantprodukte zur Verfügung, die uns nicht nur wegen ihrer handwerklich hochwertigen Verarbeitung durch ihre Ästhetik faszinieren, sondern auch wegen ihrer stark energetisierenden Wirkung einen bedeutenden Beitrag zu unserer körperlich-seelisch-geistigen Integration und spirituellen Transformation leisten können.

Im folgenden Abschnitt werfen wir einen Blick auf die vielfältigen Einsatzmöglichkeiten des Naturdiamanten zur Vitalisierung bei der Entspannung und in der Meditation.

QUANTENHEILUNG MIT NATURDIAMANTPRODUKTEN

Der Diamant ist der Edelste unter den edlen Steinen – er ist der König der Edelsteine, das härteste und reinste Mineral, das in der Natur vorkommt. Es ist uns Menschen auch bisher nicht gelungen, ein noch härteres Material synthetisch herzustellen. Aufgrund seiner chemischen Beschaffenheit und seiner besonderen physikalischen Eigenschaften ist der Naturdiamant in wunderbarer Weise geeignet, die Biophotonenkonzentration in biologischen Organismen in optimaler Weise zu erhöhen. Denn der Naturdiamant besteht zu hundert Prozent aus Kohlenstoff, dem wichtigsten materiellen Baustein organischer Moleküle. Unser Leben basiert auf Kohlenstoff, und daher kann die kohärente Photonenenergie des Diamanten ideal in unseren Körper eingekoppelt werden, wenn wir ihn nur nah genug an uns heranlassen.

Durch verschiedene und voneinander unabhängige Messverfahren konnte die positive Wirkung von Naturdiamantprodukten auf die Vitalität des Menschen bestätigt werden. So habe ich selbst den Anstieg der Biophotonenkonzentration durch den Naturdiamanten durch ein biophysikalisches Messverfahren nachweisen können. Andere haben durch Anwendung der Dunkelfeldmikroskopie festgestellt, dass sich durch den Einfluss des Naturdiamanten das Blutbild verbessert – verklumpte rote Blutkörperchen trennten sich und schwammen wieder frei. Außerdem bestätigte ein Facharzt mithilfe eines biomedizinischen Messverfahrens, dass sich Stoffwechselparameter unter dem Einfluss eines Naturdiamantprodukts verbesserten und damit ein höheres Vitalitätsniveau erreicht werden kann.

Der Umgang mit Naturdiamanten

Methoden der Quantenheilung, wie die im vorangegangenen Kapitel beschriebene Zweipunkt-, Einpunkt- und Nullpunktmethode, funktionieren noch besser und effektiver, wenn zur Stärkung und Unterstützung des Quantenfelds Naturdiamantprodukte eingesetzt werden.

Hier eignen sich besonders Naturdiamantprodukte, die direkt auf den Körper aufgelegt oder am Körper getragen werden können. Dazu gehören Diamantenergiescheiben, die auf die Chakras oder beliebige andere Stellen des Körpers bei einer Anwendung im Liegen aufgelegt werden. Für Massagen und Energiearbeit können auch Diamantstäbe eingesetzt werden, mit denen erheblich bessere Wirkungen erzielt werden können als mit Bergkristallen.

Für die Unterstützung im Alltag und zur Erhöhung der Vitalität und Leistungsfähigkeit eignen sich weitere Schmuck- und Energie-Chipprodukte mit Naturdiamant, die man einfach am Körper oder in der Westentasche trägt.

Wie bereits erwähnt, braucht man beim unbehandelten Naturdiamant nicht zu befürchten, dass er energetisch an andere Naturdiamanten gekoppelt ist. Ein weiterer Vorteil des Naturdiamanten besteht darin, dass er aufgrund seiner außergewöhnlichen Härte über eine so hohe Eigenschwingung verfügt, dass sich dort keine negativen mentalen Schwingungsmuster einspeichern können. Es ist also nicht nötig, ein Naturdiamantprodukt nach jeder Anwendung unter fließendem Wasser energetisch zu reinigen. Allenfalls kann eine Reinigung hin und wieder erforderlich sein, um das Naturdiamantprodukt von äußeren Anhaftungen zu reinigen, die durch das Tragen auf der Haut entstehen können.

Auch Naturdiamantprodukte leisten einen effektiveren Dienst an unserem Energiesystem, wenn sie vorzugsweise im Sonnenlicht aufgeladen werden. Jedoch wirkt der Naturdiamant auch, wenn er unter der Kleidung direkt auf der Haut getragen wird oder selbst, wenn er in andere lichtundurchlässige Materialien wie Naturkorkgranulat eingebettet ist. Hierzu sollte man wissen, dass der Diamant auch energiereichere Photonen, die feste Materie durchdringen können, in seine

Atomgitterstruktur einspeichern kann. Solche hoch-energetischen Quanten sind immer und überall vorhanden, und der Diamant geht wie jeder andere Festkörper immer in ein thermodynamisches Gleichgewicht mit seiner Quantenumgebung.

Chakrameditation mit Diamantenergiescheiben

Wir machen es uns auf einer Decke bequem und legen eine Diamantenergiescheibe, die wir vorher mit unseren Händen aufgewärmt haben, auf ein Chakra auf. Jetzt können wir aus dem Quantenmeer auftanken.

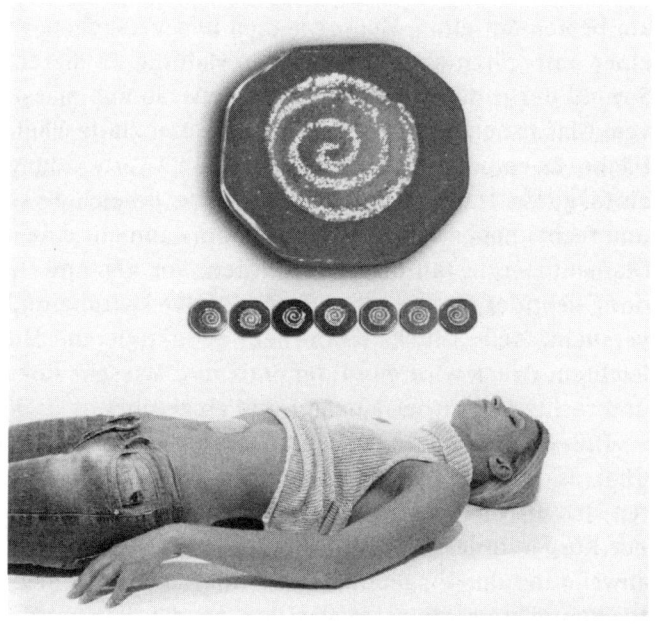

Eine Diamantenergiescheibe (ca. 7 cm Durchmesser): ein Karat Naturdiamant, eingebettet in massives Glas

Über Chakras können wir die kohärenten Photonen, die der Naturdiamant erzeugt, optimal aufnehmen. Beim Auflegen einer Diamantenergiescheibe können wir die gleichen Atem-, Entspannungs- und stillen Meditationsmethoden anwenden, wie in den vorangegangenen Kapiteln beschrieben wurde.

Chakra-Wirbelsäulen-Massage mit dem Diamantenergiestab

In einer Partnerübung kann jeder dem anderen mit einem Diamantenergiestab die Wirbelsäule massieren. Die Person, die die Anwendung bekommt, sollte sich am besten auf einen Hocker setzen und versuchen, in einer aufrechten aber entspannten Haltung zu sitzen. Sowohl der runde als auch der spitze Stab aus massivem Glas haben eine angenehm sanfte und glatte Oberfläche. Es empfiehlt sich die gleichzeitige Verwendung eines guten Massageöls. Der massierte Bereich links und rechts neben der Wirbelsäule kann dann mit einem Diamantenergiestab massiert werden. Vor der Anwendung geht der Masseur in eine meditative Haltung und versucht, sein Glücksflämmchen zu aktivieren. Mit leichtem Druck wird dann der Stab vom Masseur links und rechts der Wirbelsäule auf und ab geführt.

Dies ist eine starke Übung zur Grundaktivierung der Chakras. Wie die Abbildung auf Seite 102 zeigt, entfalten sich die Chakras trichterförmig von der Wirbelsäule zur Körpervorderseite. Eine energetisierende Massageanwendung der Umgebung der Wirbelsäule mit einem Diamantenergiestab setzt also dort an, wo die Energiewirbel der Chakras wurzeln.

Die Essenzelektronen im Zentralnervensystem werden durch diese Chakra-Wirbelsäulen-Massage mit Diamantenergie stark aktiviert und verstärken ihren Informations- und Photonenaustausch mit der sie umgebenden Körpermaterie. In der Folge einer solchen Anwendung können tiefe Schichten unserer Seele berührt und erweckt werden. Diese Methode ist daher ideal geeignet zur Aktivierung vor einer stillen Meditation oder einer Innenschau.

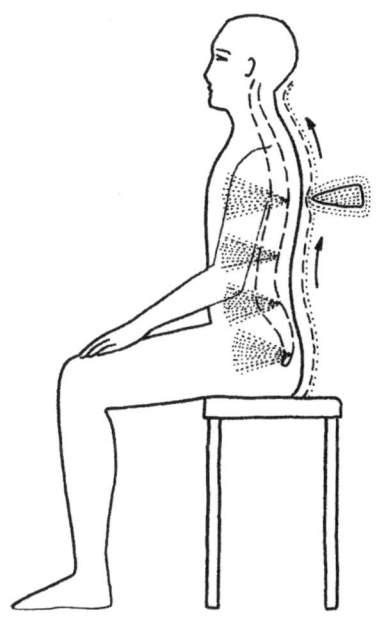

Chakra-Wirbelsäulen-Massage mit Diamantenergiestab

Vielfältige Einsatzmöglichkeiten

Natürlich können wir sowohl eine Diamantenergiescheibe als auch den Diamantenergiestab an einer beliebigen Körperstelle anwenden, wo wir die wohltuende Wirkung des Diamanten sein Quantenwerk verrichten lassen wollen. Eine Massageanwendung mit dem Diamantenergiestab kann auch an anderen Stellen durchgeführt werden, z.B. bei einer verspannten Nackenmuskulatur oder auch bei der Hand- und Fußreflexzonenmassage.

Es gibt mittlerweile eine Reihe von faszinierenden Naturdiamantprodukten, mit denen wir unsere Biophotonenkonzentration anheben können. Neben den beschriebenen Diamantenergiescheiben und -stäben gibt es auch hochkonzentrierte Diamant-Grafit-Chips und Naturdiamantschmuck, die in der Jackentasche oder direkt am Körper getragen werden können, um uns auch im Alltag mit ihrer harmonisierenden und energetisch stärkenden Wirkung durch den ganzen Tag zu beglei-

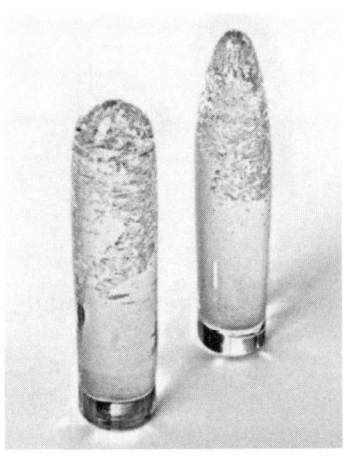

*Diamantenergiestäbe
(ca. 12 cm Länge):
1,5 Karat Naturdiamant
in massivem Glas*

ten. Diamantlichtkörper und -gläser können die Raumluft oder auch Getränke mit hoher Biophotonenkonzentration anreichern.

Die Zukunft der Lithotherapie gehört damit dem
Naturdiamanten, der mit seinem hohen Schwingungs-
vermögen und seiner Integrität einen wertvollen und
wirkungsvollen Beitrag zu unserer spirituellen Weiterentwicklung leisten kann.

MESSUNGEN VON VITALITÄT UND
BEWUSSTSEIN

Die Entfaltung eines Energiesystems kann mit biophysi-
kalischen Methoden gemessen werden. Eine detaillierte
Beschreibung zur Funktionsweise dieses Messverfahrens befindet sich in meinem Buch *Das Urwort – die
Physik Gottes*. Die beiden am Computer ausgewerteten
Aufnahmen auf der nächsten Seite zeigen den energetischen Status des Energiemeridiansystems am Finger einer Testperson vor und nach der Aufladung mit einem
Naturdiamantprodukt.

Die drei Aufnahmen auf der übernächsten Seite zeigen drei unterschiedlich entfaltete menschliche Ener-
giesysteme am Beispiel des Herz-Dünndarm-Meridians
(kleiner Finger links). Solange es in einem Menschen
energetische Blockaden gibt, ist der Energiefluss noch
gestört. Bei zunehmender Entfaltung des Energiesystems wird die Biophotonenkonzentration stärker, bis
der Energiefluss schließlich vollkommen harmonisch
geworden ist, weil das Glücksflämmchen angesprun-
gen ist oder gar eine lodernde Bioplasmaflamme gezündet hat.

Ausgewertete Bioplasmakonzentrationen am Finger einer Testperson

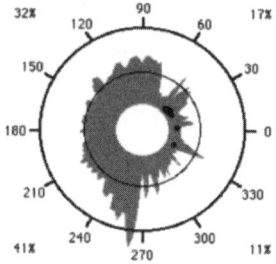

Vor dem Kontakt mit einem Naturdiamantprodukt

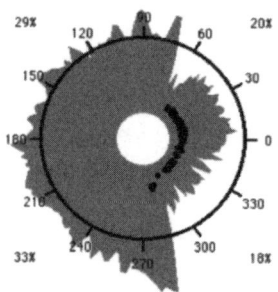

Nach dem Kontakt mit einem Naturdiamantprodukt

Bioplasmakonzentrationen am Terminalpunkt des Herz-Dünndarm-Meridians (kleiner Finger links)

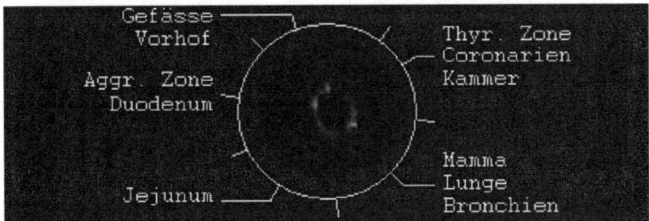

Schwache Abstrahlung

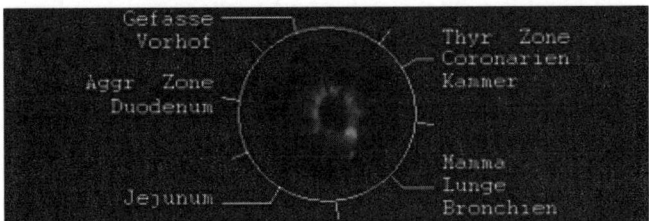

Mittlere Abstrahlung

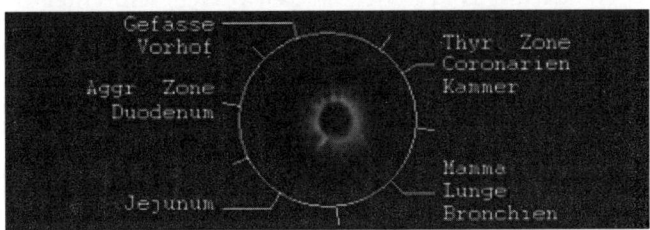

Starke Abstrahlung

7. VOM ESSEN UND TRINKEN UND FASTEN

Wenn wir uns um die Entfaltung unseres Glückspotenzials bemühen, stellt sich unweigerlich auch die Frage nach einer optimalen Ernährung, die uns bei unserer spirituellen Transformation unterstützt.

Um die Konzentration von Biophotonen in unserem Körper zu erhöhen, benötigen wir daher vorwiegend Lebensmittel, die nicht zu stark denaturiert und verarbeitet worden sind. In unserer westlichen Zivilisation, der sogenannten Überflussgesellschaft, sind viele Menschen übergewichtig und leiden an den Folgen schlechter Ernährungsgewohnheiten. Der Fleischkonsum ist in der Zeit nach dem Zweiten Weltkrieg drastisch gestiegen. Die Folgen sind nicht nur eine Zunahme gesundheitlicher Beschwerden, sondern auch erhebliche ökologische und ethische Probleme, z. B. im Zusammenhang mit der Massentierhaltung.

Wer einmal einen Blick in eine Legehennenbatterie oder eine Schweinezucht geworfen hat und sich auch noch anschaut, wie diese Tiere dann umgebracht werden, bevor ihre Einzelteile frisch verpackt in der Kühltheke des Supermarkts landen, dem vergeht der Appetit auf solche Speisen. Manche komsumbewusstere Verbraucher weichen dann auf Steaks und Braten aus artgerechter Tierhaltung aus – aber kann man Tiere auch artgerecht töten?

Auch unsere Nahrung transportiert Botschaften

Die Menschen sind von der Erzeugung von Lebensmitteln so weit entfernt, dass sie sich meist über die damit verbundenen Grausamkeiten keine Gedanken machen. Aber nach den Wechselwirkungsgesetzen der Physik steckt in einem Stück Fleisch eben auch die Information des Horrors und der seelischen Not, durch die das Tier gegangen ist, während es getötet wurde, denn die Elektronen der Tiere speichern auch diese Informationen ab. Es sind Informationen der Verdrängung und des Todes, die wir damit in uns aufnehmen.

Ich konnte sehr schnell die positiven Auswirkungen auf mein Bewusstsein und mein innerseelisches Wahrnehmungsvermögen feststellen, als ich mich vor 25 Jahren auf eine weitgehend fleischlose Ernährung umgestellt habe. Träume wurden klarer, und der Zugang zu unbewussten Schichten fiel mir zusehends leichter. Das Erinnerungsvermögen wuchs. Lange zurückliegende Ereignisse oder Erlebnisse aus früheren Leben können seitdem besser erinnert werden.

Im Laufe der 1990er-Jahre habe ich über jeweils längere Zeiträume verschiedene Formen der vegetarischen Ernährung ausprobiert. Zunächst verzichtete ich nur auf Fleisch und Wurst, dann habe ich auch keine Eier und Milchprodukte mehr zu mir genommen. Später ließ ich dann tierische Produkte weg – also auch keinen Honig und bei der Kleidung keine Wolle und kein Leder mehr – und ernährte mich rein vegan, bis ich zeitweise auch den Kochtopf wegpackte und feststellte, dass ich mich grundsätzlich auch nur von pflanzlicher Rohkost ernähren kann. Mein Rohkostexperiment dauerte etwa ein Jahr, bis es während eines Frankreichurlaubs durch den Biss in ein knuspriges Baguette ein jähes Ende fand.

Mein Rohkostexperiment machte ich, als ich etwa 40 Jahre alt war, und nach dem Rohkostjahr war mein Körper deutlich verjüngt, ich fühlte mich physisch wie Anfang 20.

Ich möchte hier keiner der vielen Varianten der vegetarischen Ernährung den Vorzug geben, aber plädiere grundsätzlich für eine Ernährungsform, die möglichst wenig Leid für andere Lebewesen nach sich zieht. Jedem spirituell Suchenden kann ich empfehlen, alle vegetarischen Formen der Ernährung für einen gewissen Zeitraum auszuprobieren, um zu erkennen, welches Potenzial in jeder dieser Ernährungsformen liegt. Wenn man bewusst damit experimentiert, stellt man fest, wie der Körper zunächst versucht, in alten Ernährungsgewohnheiten, die jahrzehntelang konditioniert wurden, zu verharren, bis er nach einem Entgiftungs- und Entschlackungsprozess einen neuen, energetisch höheren Zustand einnimmt.

Heute lebe ich nach wie vor weitgehend vegetarisch und versuche, Übersäuerung und Schlackenbildung zu vermeiden.

Das Trinkwasser

Neben der festen Nahrung, die wir zu uns nehmen, ist es auch nicht unbedeutend, was wir trinken. Damit meine ich in erster Linie das Trinkwasser, das wir für die Zubereitung unserer Speisen und Getränke verwenden.

In vielen Regionen ist das Trinkwasser, das aus dem Wasserhahn kommt, zwar frei von Keimen und Bakterien, aber es finden sich je nach Art der öffentlichen Wasserversorgung auch eine Vielzahl gesundheitsschädlicher Schadstoffe im Wasser. Man sollte sich auch nicht dadurch täuschen lassen, dass die Konzentration der Schadstoffe unter den gesetzlich festgelegten Grenzwerten liegt, denn wer will garantieren, dass diese Grenzwerte tatsächlich relevant sind bei der langfristigen Beurteilung der Schädlichkeit? In ländlichen Regionen findet man häufig hohe Konzentrationen von Nitrat und Pflanzenschutzmitteln im Trinkwasser, und in Regionen, die ihr Trinkwasser durch Uferfiltration aus Oberflächengewässern wie Seen oder Flüssen beziehen, gibt es einen regelrechten Cocktail aus einer Vielzahl von verdünnten Chemikalien wie z. B. Arzneimitteln und Schwermetallen.

Abgesehen von diesen zivilisationsbedingten Verunreinigungen, ist öffentliches Trinkwasser oft sehr hart, also stark kalkhaltig. Zwar werben gerade die Hersteller von Mineralwässern mit den hohen Anteilen an Mineralstoffen wie Kalzium und Magnesium, die doch so wichtig für unsere Ernährung sind – aber sie verschweigen dabei, dass wir unseren Mineralstoffbedarf an Kalzium und Magnesium gar nicht über das Trinken von Mineralwasser decken können, sondern nur in Form geeigneter Lebensmittel. Wollten wir unseren Kalziumbedarf nur durch Mineralwasser decken, müssten wir täglich fünf bis zehn Liter Mineralwasser trinken, weil unser Körper diese Mineralstoffe aus dem Wasser nur schlecht aufnehmen kann. Stattdessen würden eine bis zwei Bananen ausreichen, um den täglichen Kalziumbedarf zu decken.

Trinkwasser, das zu stark kalkhaltig ist, ist sozusagen gesättigt. Es kann uns bei der Entgiftung und Entschlackung unseres Körpers kaum unterstützen, weil es schon so überfrachtet ist, dass es andere Stoffe nicht mehr lösen kann. Wer mit kalkhaltigem Wasser seine Getränke zubereitet, stellt zum Beispiel fest, dass die Aromastoffe von Tee gar nicht in das Wasser hineinkommen. Es bildet sich ein Film auf der Wasseroberfläche, der auch noch in hässlicher Weise an der Innenseite der Tasse kleben bleibt, wenn man den Tee trinkt. Genauso wenig kann ein solches Kalkwasser die durch den Stoffwechsel bedingten Giftstoffe aus unserem Körper entfernen.

Die Umkehrosmose: Aus diesem Grund trinke ich seit 1990 nach Möglichkeit nur noch Wasser, das weitgehend frei von gelösten Mineralstoffen ist. Dazu bediene ich mich einer Wasseraufbereitungstechnik, die als Umkehrosmose bekannt ist. Dabei wird das Trinkwasser, das aus dem Wasserhahn kommt, durch eine sehr feinporige Membran gepresst, die fast nur noch die Wassermoleküle durchlässt und im Wasser gelöste Stoffe wie Kalziumionen und Schwermetalle und andere Schadstoffe zurückweist. Solche Umkehrosmosegeräte für den Haushalt sind mittlerweile relativ preiswert und lassen sich problemlos als Untertischgeräte in jede Küchenspüle integrieren. Als Nachfilterstufe enthalten diese Geräte meist noch einen Aktivkohlefilter, der das Wasser geschmacklich verbessert und zusätzlich die letzten Reste von Schadstoffen bindet.

Es ist eben ein weitverbreiteter Trugschluss, dass wir nur mit geeigneten spirituellen Transformationsmethoden allein alles in Gang setzen können bis hin zur

Entgiftung und Entschlackung unseres Körpers. Eine natürliche Ernährung und reines, mineralienarmes Wasser sind aber dafür ebenso wichtig.

Reinigende Prozesse unterstützen

Wir sollten darauf achten, dass wir jeden Tag genug trinken, ein bis zwei Liter. Besonders wichtig ist das Trinken, wenn wir durch geeignete Methoden eine energetische Blockade gelöst haben. Auf der physischen Ebene ist die Auflösung solcher Blockaden immer damit verbunden, dass sich auch das chemische Milieu in dem Körperbereich verändert, und dazu will der Körper bestimmte dort gebundene Schlacken und Schadstoffe ausscheiden.

Auch die reinigende Wirkung des Fastens ist in allen spirituellen Traditionen bekannt. Wenn wir fasten, können wir unseren Körper von Ablagerungen und Schlacken befreien. Beim Fasten ist es besonders wichtig, darauf zu achten, dass wir genug trinken.

Wenn wir nach der Anwendung einer Transformationsmethode vielleicht Muskelkater oder Kopfschmerzen bekommen, können wir den Reinigungsprozess durch ausreichende Zufuhr von Flüssigkeit – reinem Wasser – unterstützen.

Der Abbau von Übersäuerung

Es ist wichtig, den körpereigenen pH-Wert im Auge zu behalten. Optimal sollte er über sieben liegen, also leicht basisch sein. Man kann ihn mit Teststäbchen aus der Apotheke testen. Am besten bestimmt man den körpereigenen pH-Wert durch Messung des Speichels oder des Urins. Viele Menschen sind chronisch übersäuert. Ein übersäuerter Organismus altert schneller wegen der vielen freien Radikale, und Übersäuerung bedeutet Elektronenmangel, was zu einer Absenkung der Biophotonenkonzentration und damit auch zu geringerer Vitalität führt. Ein solcher Elektronenmangel kann das Entzünden der Glücksflamme daher erschweren. Wir benötigen einen gewissen Elektronenüberschuss, denn es sind die Elektronen, welche die Biophotonen austauschen und damit eine starke Bioplasmakonzentration ermöglichen.

Ein saurer Körper ist wie ein feuchtes Stück Holz, das nicht entflammt werden und allenfalls schmauchen kann. Da helfen dann auch keine spirituellen Transformationsmethoden.

Bei Übersäuerung sollte durch geeigneten Speiseplan und Zufuhr basischer Salze der Körper wieder in einen leicht basischen Bereich gebracht werden. Hilfreich sind auch Ionisierungsgeräte für Trinkwasser, mit denen basisches Wasser mit Elektronenüberschuss erzeugt werden kann.

NACHWORT

Spirituelle Transformation und Quantenheilung haben naturwissenschaftliche Grundlagen. Der Zusammenhang zwischen der Biophotonenkonzentration und der Vitalität und dem Bewusstsein eines Menschen liegt auf der Hand.

In diesem Büchlein wurden effektive Methoden vorgestellt, die jedermann für sich selbst anwenden kann, um ein höheres Vitalitäts- und Bewusstseinsniveau zu erzielen. Die Möglichkeiten der individuellen Bewusstseinstransformation sind damit noch längst nicht erschöpft. Wer sich auf den Weg der Selbsterfahrung begibt, sollte bereit sein, auch neue, ihm noch unbekannte Methoden auszuprobieren.

Empfehlenswert ist auch der geistige Austausch mit Gleichgesinnten, die sich ebenfalls weiterentwickeln wollen und mit denen man gemeinsam solche Anwendungen üben kann. So, wie die Zellen in unserem Körper durch ein stärkeres Biophotonenfeld besser miteinander Informationen austauschen können, so sind wir auch bei unserer gesellschaftlichen Weiterentwicklung auf optimierten Informationsaustausch angewiesen.

Je mehr Klarheit wir in uns selbst geschaffen haben, umso klarer werden wir auch mit anderen Menschen kommunizieren können. Wir brauchen im Umgang mit Menschen mehr Informations-, mehr Photonenaustausch. Liebe ist Photonenaustausch, und daran mangelt es in unserer Gesellschaft am meisten.

Wenn jeder von uns eine reine geistige Kerze in sich anzündet, dann wird es uns nicht nur warm ums Herz, sondern es wird auch hell und klar im Umgang miteinander. Dieses Licht in uns werden wir alle brauchen, um die Entwicklungsschritte gehen zu können, die nun anstehen, und um den Herausforderungen dieser Zeit gewachsen zu sein.

ÜBER DEN AUTOR

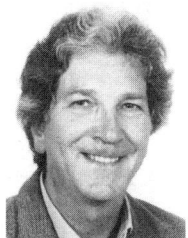

Dr. Michael König, geboren 1957, ist Quantenphysiker und widmet sich seit fast 30 Jahren der Erforschung des Zusammenhangs von Geist und Materie. Von 1987 bis 2004 leitete er ein privates Forschungsinstitut und erwarb Patente im Bereich der komplementären Medizin. Als einer der Wegbereiter der Neuen Physik und des Paradigmenwechsels ist er ein gefragter Referent und Dozent auf internationalen Kongressen, an Universitäten und in Dokumentarfilmen. Seit vielen Jahren veranstaltet er auch spirituelle Workshops.

Bildnachweis:
Seite 125: Diamantenergiescheibe: ein Karat Naturdiamant, eingebettet in massives Glas. Nachdruck mit freundlicher Genehmigung der adamantosStore® GmbH, Holzkirchen.
Seite 128: Diamantenergiestäbe: 1,5 Karat Naturdiamant, eingebettet in massives Glas. Nachdruck mit freundlicher Genehmigung der adamantosStore® GmbH, Holzkirchen.
Restliche Bilder (BPL vor Diamant, BLP nach Diamant, BPL schwach, BPL mittel, BPL stark): © Michael König

Interessante Links:
www.drmichaelkoenig.de
www.NaturdiamantShop.de

Selbsterfahrungs-Seminare zum Thema:

Dr. Michael König veranstaltet gemeinsam mit einem Team aus erfahrenen Anwendern fortlaufend die folgenden Seminare:

Basis-Seminar I: Einführung in die Quantenpraxis®
Basis-Seminar II: Ausbildung zum Quantenpraktiker®
Basis-Seminar III: Zertifizierung zum Quantenpraktiker®

Weiterer interessanter Link: *www.NaturdiamantShop.de*

DIE NATURWISSEN-SCHAFTLICHE ENTDECKUNG, DASS ES GOTT GIBT

Gott ist die Quelle aller Energie und Materie im Universum. Dies ist das Forschungsergebnis des Quantenphysikers Michael König. Ausgehend von der Physik Heisenbergs und Einsteins und basierend auf neuesten Erkenntnissen aus der Elementarteilchen- und Biophysik, denkt König die Physik an ihr Ende, mit weitreichenden Konsequenzen für unser Weltbild: Materie und Geist sind eine Einheit.

Das Urwort präsentiert erstmals die physikalische Theorie, dass Gott die elementare Wirkgröße unseres Universums darstellt und dies auch naturwissenschaftlich hergeleitet werden kann. In der Folge lassen sich viele bisher ungeklärte Rätsel der Naturwissenschaft lösen: Was ist dunkle Energie? Wie funktionieren unser Gedächtnis und Bewusstsein? Hat der Mensch eine unsterbliche Seele? Diese und viele andere Grundfragen unserer Existenz beantwortet Michael König und lässt ein neues Weltbild vor den Augen des Lesers entstehen – eine gelungene Synthese aus Naturwissenschaft und Spiritualität und der Essenz der Religionen und Weisheitslehren. Ein faszinierendes Buch auch für Nicht-Physiker, denn König führt in den ersten Kapiteln auch den Laien Schritt für Schritt ins Reich der Quantenphysik ein. Mit spektakulären Abbildungen und Fotos der neuesten Forschungsergebnisse.

Mehr über unsere Bücher:
www.scorpio-verlag.de

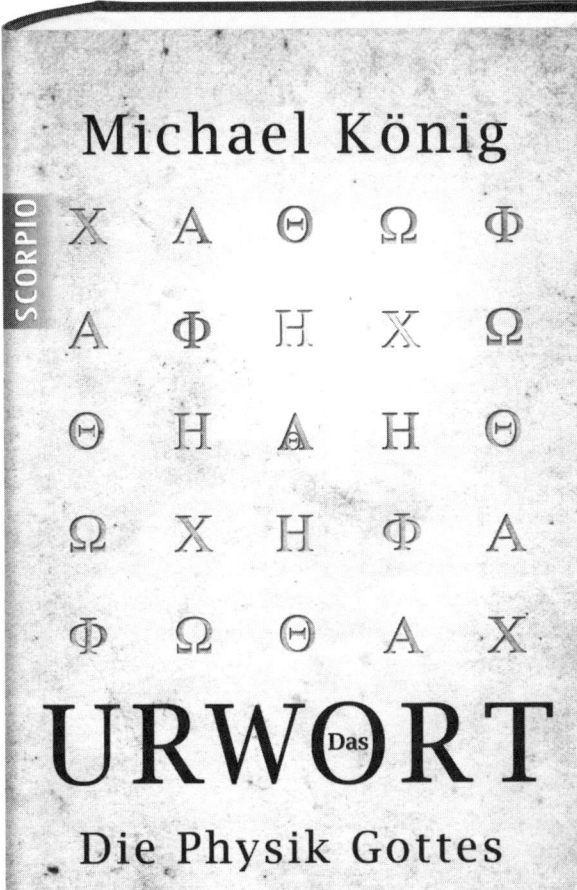

Michael König

URWORT
Das

Die Physik Gottes

304 Seiten, gebunden mit Schutzumschlag,
mit zahlreichen Abbildungen
19,95 € (D) (20,60 € (A) / 34,50 sFr
ISBN 978-3-942166-11-9